Der sanfte Weg zum Wunschkind

Dr. med. Annemarie Schweizer-Arau

Der sanfte Weg zum Wunschkind

IVF (fast) ohne Hormone

Kösel

Der Kösel-Verlag weist ausdrücklich darauf hin, dass im Text enthaltene externe Links vom Verlag nur bis zum Zeitpunkt der Buchveröffentlichung eingesehen werden konnten. Auf spätere Veränderungen hat der Verlag keinerlei Einfluss. Eine Haftung des Verlags für externe Links ist stets ausgeschlossen.

Die Namen aller zitierten Personen wurden geändert. Einige Fallbeispiele sind aus den Erfahrungen unterschiedlicher Personen zusammengesetzt.

Die in diesem Buch beschriebenen Methoden und Rezepturen verwendet die Autorin in ihrer eigenen Praxis. Sie gibt sie nach bestem Wissen und Gewissen an ihre Leser weiter. Eine Selbstbehandlung liegt jedoch allein in der Verantwortung des Lesers / der Leserin. Verlag und Autorin übernehmen keine Haftung.

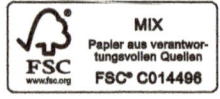

MIX
Papier aus verantwortungsvollen Quellen
FSC www.fsc.org **FSC® C014496**

Verlagsgruppe Random House FSC® N001967
Das für dieses Buch verwendete FSC®-zertifizierte Papier
Classic 95 liefert Stora Enso, Finnland.

Copyright © 2015 Kösel-Verlag, München,
in der Verlagsgruppe Random House GmbH
Umschlag: Weiss Werkstatt München
Umschlagmotiv: Plainpicture/C&P
Druck und Bindung: GGP Media GmbH, Pößneck
Printed in Germany
ISBN 978-3-466-31054-8
www.koesel.de

 Dieses Buch ist auch als E-Book erhältlich.

Inhalt

Vorbemerkung

»Heute ist eine künstliche Befruchtung immer noch sehr belastend – körperlich wie seelisch. Ich denke, dass der Eingriff in Zukunft viel sanfter wird.«

Prof. Dr. Klaus Diedrich 2009 in seinem Buch: *Die Baby-Formel*

Was hat Sie veranlasst, dieses Buch in die Hand zu nehmen? Haben Sie es selbst entdeckt oder geschenkt bekommen? Sind Sie gerade in einer Kinderwunschbehandlung oder überlegen Sie, sich auf dem Weg zu Ihrem Wunschkind medizinische Unterstützung zu suchen? Oder haben Sie sogar schon eine oder mehrere hormonell stimulierte In-vitro-Fertilisationen (IVF) hinter sich und Nebenwirkungen am eigenen Leib erfahren, die Sie nicht noch einmal erleben wollen? Vielleicht neigen Sie bereits dazu, Ihr Schicksal nach mehreren erfolglosen IVFs einfach hinzunehmen, da Ihr Reproduktionsmediziner Ihnen nichts anderes anbietet als mehr vom Selben?

Möglicherweise fragen Sie sich auch: Ist das wirklich alles? Muss eine IVF mit so hohen Risiken behaftet sein? Muss man sich völlig aus dem Gleichgewicht bringen lassen, obwohl man doch nur den natürlichen Wunsch nach einem Kind verspürt? Einen Wunsch, an dessen Beginn die Natur vor allem Lust, Liebe und Innigkeit vorgesehen hat.

Diese Frage stellen sich zunehmend auch Reproduktionsmediziner, wie beispielsweise ein Aufsatz von Kamphuis und seinen Kollegen von 2014 zeigt[1], die hierzu eine eigene Gesellschaft gründeten: ISMAAR – International Society of Minimally Assisted Reproduction. Immer öfter erscheinen Fachberichte über die Gefahren und Risiken hoher Hormonstimulationen. Auch wird zunehmend deutlich, dass die erfolgreiche Einnistung eines Embryos vor allem von der Qualität des Embryos und der Aufnahmebereitschaft der Gebärmutterschleimhaut abhängt, beides Faktoren, die durch eine Hormonstimulation negativ beeinflusst werden. Von immer mehr engagierten Ärzten werden diese Ergebnisse ernst genommen und die Bedenken der Patientinnen nicht nur mit ein paar Floskeln weggewischt. Eine möglichst natürliche IVF mit gar keinen oder geringsten Hormongaben wird angestrebt – und genau das ist es auch, wofür ich seit Jahren eintrete und wofür ich Frauen vorbereite, wobei ich sie begleite und unterstütze.

Eine wichtige Rolle bei dieser Neuorientierung spielte neben dem Nobelpreisträger und Erfinder der IVF Sir Robert Edwards der ehemalige Herausgeber des bedeutendsten Fachjournals *Human Reproduction Update* Prof. Dr. Bart Fauser sowie Frau Prof. Geeta Nargund. Sie brachten die Hauptprobleme der herkömmlichen IVF schon 2007 auf den Punkt: zu risikoreich, zu teuer und zu aufwendig.[2]

Eine hormonstimulierte IVF wird allerdings auch heute noch in Ratgebern und vielen Internetforen gleichsam als Naturgesetz dargestellt. »Um die Befruchtungsraten zu erhöhen, wird die Frau zunächst mit Hormonen behandelt«, kann man da lesen. 30 Jahre lang waren Hormonstimulationen um jeden Preis ein fester Bestandteil jeder IVF. Dass es anders gehen kann, konnten sich auch Experten lange kaum vorstellen.

Diese Informationslücke will dieses Buch schließen. Hier wird ein einfacher Weg zurück zu den Wurzeln einer natürlichen IVF aufgezeigt. Keine oder möglichst geringe Hormongaben sollten das Ziel jeder Kinderwunschbehandlung sein.

Die folgenden Kapitel sind ein Plädoyer für eine sanfte IVF-Behandlung, wenn sie denn überhaupt sein muss, um Paaren mit bislang unerfülltem Kinderwunsch möglichst wenig Schaden zuzufügen. Gleichzeitig sind sie ein Appell an die Reproduktionsmediziner, sich künftig von Qualitäts- und weniger von Quantitätsansprüchen leiten zu lassen. Optimieren sollte das Ziel sein, nicht Maximieren.[3]

Durch die Integration von Traditioneller Chinesischer Medizin, mit ihrem ganzheitlichen Therapieansatz und der Orientierung am Kräftegleichgewicht von Yin und Yang, kann eine »Schwangerschaftsbedingung« leichter eintreten, kann die Ausgangslage verbessert werden. Auch aus diesem Blickwinkel enthält das Buch viele Tipps und Anregungen, insbesondere dazu, was Sie selbst unterstützend tun können, um Ihre Fruchtbarkeit während einer IVF-Behandlung zu fördern.

Sehr realistisch will das Buch nicht zuletzt die herkömmliche IVF und ihre Grenzen darstellen. Anhand von Patientenbeispielen will es Mut machen und Möglichkeiten aufzeigen, wie auch nach vielen negativen Erfahrungen das Milieu in der Gebärmutter »embryofreundlich« werden und eine natürliche IVF ohne Hormongaben helfen kann. Der Kinderwunsch kann durch ein ganzheitliches Herangehen auch ein Weg zu sich selbst, zum eigenen inneren Kind, werden.

Dieses Buch will zeigen, dass die Fokussierung auf eine möglichst große Anzahl von Eizellen ein Irrweg ist. Durch die Integration einer ganzheitlichen Herangehensweise, in die auch das subjektive, innere Erleben der Patientin einbezogen wird, kann die eindimensionale Perspektive der Fortpflanzungsmedizin in eine mehrdimensionale Sicht übergehen, aus der sich ganz neue Lösungsmöglichkeiten ergeben. Lesern mit einem bisher nicht erfüllten Kinderwunsch wünsche ich, dass sie in diesem Buch Anregungen finden, die ihnen einen leichteren, natürlicheren Weg zum Wunschkind eröffnen.

Von der »herkömmlichen« zur »sanften« IVF

Als Louise Joy Brown 1978 durch Kaiserschnitt auf die Welt kam, war das eine Weltsensation, die groß aufgemacht durch die Medien ging. Eigentlich war die Geburt selbst weniger sensationell als die Zeugung der kleinen Louise, die erstmals in der Geschichte der Menschheit außerhalb des Körpers in einer gläsernen Petrischale, in vitro, erfolgt war. Wurde über dieses erste »Retortenbaby« noch heftig diskutiert, ist die Methode heute zur Routine geworden, denn etwa fünf Millionen Kinder wurden bisher weltweit außerhalb des Körpers durch In-vitro-Fertilisation gezeugt. In Deutschland sind es jährlich rund 10 000 Kinder oder geschätzte 1,33 Prozent aller Lebendgeburten, in Belgien und Dänemark sind es bereits 5 Prozent. Jährlich werden weltweit 1,5 Millionen IVF-Zyklen durchgeführt.[4]

Ursprünglich für Frauen mit verschlossenem Eileiter entwickelt, hat sich die Anwendung schnell ausgeweitet. In den 1990er-Jahren wurde dann begonnen, einzelne Samenzellen direkt in die Eizellen zu injizieren, die Intracytoplasmatische Spermieninjektion (ICSI), die auch Paaren mit schlechten Spermienbefunden helfen sollte. Der Indikationskatalog zur künstlichen Befruchtung wird heute immer mehr erweitert. Erfinderisch dehnen ihn einige nun sogar mit großem Medienspektakel auf Frauen aus, die noch gar keinen Kinderwunsch haben:

Eizellen in jungen Jahren einzufrieren wird propagiert. Durch Werbekampagnen werden junge Frauen zum sogenannten Social Freezing animiert – was oft nicht (gleich) gesagt wird, ist, dass sie sich auch dafür meist intensiven Hormonstimulationen unterziehen müssen. Die Werbung betont lieber, sie würden sich so erst der Karriere widmen und sich später beruhigt ihren Kinderwunsch erfüllen können. Firmen wie Facebook und Apple bezahlen ihren Mitarbeiterinnen diese Prozedur sogar.[5]

Die Hormonstimulation

Anders als bei den ersten IVFs geht heute in den deutschsprachigen Ländern der Eizellgewinnung meist eine Hormonstimulation voraus. Denn die Natur lässt in einem Monatszyklus nur eine bis maximal zwei Eizellen heranreifen, angepasst an unsere Ausstattung mit zwei Brüsten zum Stillen; im Gegensatz zu kleineren Säugetieren wie Hund oder Schwein, die auch zwölf und mehr Junge werfen.

Durch eine medikamentöse hormonelle Stimulation wird die feine, natürliche hormonelle Steuerung des Eisprungs außer Kraft gesetzt, um den Körper zu überlisten, mehr als eine Eizelle heranreifen zu lassen. Zusätzlich wird der Eisprung durch die Gabe anderer Hormone unterdrückt und erst kurz vor der Eizellentnahme durch wieder andere Hormone herbeigeführt. Die Logik dahinter ist, aus mehr Eizellen mehr Embryonen entstehen zu lassen, um die »Besten« auswählen und transferieren zu können und so schneller eine Schwangerschaft zu erreichen. Im Fachjargon heißt das dann: »Ein Zyklus wird gefahren.« Der komplizierte natürliche weibliche Zyklus wird zu einem »kontrollierten stimulierten Zyklus«.

Diese Überlegungen waren in den Pioniertagen der IVF durchaus sinnvoll, da die technischen Voraussetzungen wie hochauflösender Ultraschall und schnell verfügbare Laboruntersuchungen noch nicht so weit entwickelt waren, um eine erfolgreiche Punktion der einen natürlich herangereiften Eizelle zum richtigen Zeitpunkt durchführen zu können. Daher wurde schon von den Forschern der ersten Stunde ein kontrollierbarer Zyklus angestrebt. Erstmals wurde 1980 mit Candice Reed ein Baby nach einer stimulierten IVF geboren. Eine Zeit lang schien dann Stimulation um jeden Preis erstrebenswert, um möglichst viele Embryonen zu produzieren und transferieren zu können – mit dem Ergebnis, dass es sehr häufig zu Mehrlingsschwangerschaften kam. Für einige Patientinnen hatten die Hormongaben teilweise verheerende Auswirkungen wie Überstimulation, Gewichtszunahme, emotionale Schwankungen und eben alle Risiken von Mehrlingsschwangerschaften und Frühgeburten. Den Rekord stellte 2009 eine alleinstehende kalifornische »Octomom« (Mutter von Achtlingen) auf, die heute nach einer Privatinsolvenz bedauert, dass sie ihre Kinder je geboren hat. In Deutschland wird im Embryonenschutzgesetz nur der Transfer von maximal drei Embryonen gestattet. Überzählige (korrekt definiert als imprägnierte Eizellen) müssen heute eingefroren (kryokonserviert) oder »verworfen« (vernichtet) werden.

Die technischen Hilfsmittel wie beispielsweise Auflösungsgrad der Ultraschallgeräte, Spermienaufbereitung und die Geschwindigkeit von Laborbestimmungen haben sich seit 1978 enorm weiterentwickelt. Die Eizellreifung kann heute besser beobachtet und die Hormonveränderungen vor dem Eisprung können rasch bestimmt werden. Das Wissen um die Vorgänge bei der Fortpflanzung an sich hat ebenfalls zugenommen. Mit etwas Erfahrung ist der Zeitpunkt des spontanen Eisprungs mittlerweile gut voraussagbar.

Die heute sichtbare Kehrseite

Wie sich in neueren Untersuchungen zeigt, haben die Hormonstimulationen eine schädigende Wirkung auf die Eizellqualität und die Chromosomen, abhängig von der verabreichten Hormondosis. Je mehr Eizellen gewonnen werden, desto mehr Chromosomenfehler werden gefunden. Die häufig propagierte höhere Ausbeute an Eizellen bei einer Stimulation geht also eindeutig auf Kosten der Qualität.[6] Je mehr Eizellen gewonnen werden, desto niedriger ist auch das Geburtsgewicht der Kinder, wie eine Auswertung aller 231 815 amerikanischen Behandlungszyklen zwischen 2004 und 2010 ergab. Interessanterweise galt dies nicht für Geburten nach Eizellspenden, bei der nur die Spenderin, nicht aber die Mutter hormonstimuliert wird.[7]

Die Diskussion über Quantität und Qualität ist nicht neu, sondern stellt einen alten Streitpunkt unserer Kulturgeschichte dar. In der medizinischen Forschung und in der Reproduktionsmedizin überwiegt bis heute eine materielle Betrachtung. In diesem Modell stellt der weibliche Organismus eine, wenn auch komplizierte, Maschine dar und weniger ein lebendes, komplexes Individuum. Möglichst viele Eizellen und Embryonen sollen »produziert« und Zyklen »gefahren« werden. Mehr Hormongaben sollen mehr Eizellen hervorbringen; wenn dies nicht so funktioniert, wird nicht das Modell, sondern die Frau in Frage gestellt. Wie Produktionseinheiten werden die Erfolge in Schwangerschaftsrate pro Embryotransfer (SST/ET) oder in Baby Take Home (BTH) dargestellt, abstrahiert von den individuellen Patientinnen. Eine ganzheitliche Betrachtungsweise und das Verständnis, dass ein lebender Organismus ein sich selbst organisierendes System darstellt, könnten zu einem Paradigmenwechsel führen, der mir und vielen anderen dringend nötig scheint.

Aufgrund vieler neuer Erkenntnisse zu den Risiken der Hormonstimulation, die im Kapitel zur assistierten Reproduktion erläutert werden, hat an verschiedenen Kinderwunschzentren der Welt schon ein Umdenken eingesetzt, weg von Stimulationen. Das Augenmerk wird allmählich mehr auf die Qualität der gewonnenen Eizellen gerichtet. Diese ist bei einer möglichst natürlichen Eireifung vor einer Eizellentnahme am besten. Führend in diesen sogenannten Spontanzyklen oder *natural cycles* sind Kliniken in England, den Niederlanden, Japan, Deutschland und der Schweiz. An manchen Zentren werden schon die meisten Zyklen ohne oder nur mit geringsten Hormonstimulationen durchgeführt. Im deutschsprachigen Raum hat sich eine Gruppe engagierter Reproduktionsmediziner(innen) der Entwicklung dieser natürlichen IVF (unter IVF naturelle® bekannt) verschrieben. Konfrontiert mit den Gefahren einer aggressiven Stimulation erscheint IVF im Spontanzyklus als eine natürlichere, einfachere, risikoärmere und zudem preiswertere Alternative. Um diese Form der Kinderwunschbehandlung soll es in diesem Buch vorrangig gehen, denn es liegt mir sehr am Herzen, diese Methode bekannt zu machen.

Über mich als Autorin dieses Buches

Da ich selbst sehr unangenehme Erfahrungen mit hormonstimulierter ICSI gemacht habe, freut es mich, wenn ich dazu beitragen kann, anderen Frauen durch meine Arbeit und durch dieses Buch derartige Erfahrungen zu ersparen. Schon im Medizinstudium haben mich psychosomatische Zusammenhänge interessiert, das Zusammenspiel von Umwelt, Erlebnissen, Gefühlen und Körper faszinierte mich. So kam ich schließlich zur Traditionellen Chinesischen Medizin (TCM) und habe mit deren Herangehensweise und deren vielen Methoden deutlich mehr Möglichkeiten, den ganzen Menschen zu behandeln.

Wenn ich Ihnen in diesem Buch die sanfte Form der IVF vorstelle, wird dies immer wieder begleitet von Anregungen, sich ganzheitlich mit dem Thema Schwangerschaft und Familie zu befassen. Ausgangspunkt meiner Überlegungen zur Entwicklung einer »Systemischen Autoregulation« (SART) waren insbesondere Berichte über Paare, die erst schwanger wurden, nachdem sie den Kinderwunsch schon aufgegeben hatten. Wie ist das möglich? Was passiert da? Wie kommt es dazu, dass eine zu starke Anstrengung anscheinend fruchtbarkeitsverhindernd wirkt und Gelassenheit fruchtbarkeitsfördernd? Wie kann man diese Gelassenheit erreichen, ohne innerlich »aufzugeben«? Mein Wunsch war und ist es, Paaren mit einer ganzheitlichen Begleitung Leid zu ersparen, damit sie nicht erst durch die Hölle des Aufgebens gehen müssen, um offen und gelassen zu werden.

Die wenigsten herkömmlich arbeitenden Zentren beziehen den ganzen Menschen und damit auch die Psyche mit ein, die aber nicht nur aus meiner Sicht einen bedeutenden Anteil am Erfolg oder Misserfolg jeder Kinderwunschbehandlung hat. Dies gilt nicht nur in Bezug auf den Druck, den eine IVF für die Frauen meist mit sich bringt. Fast alle Patientinnen, die zu mir kommen, möchten bewusst ein Kind – und trotzdem gibt es daneben oft mehr oder minder unbewusste Ängste davor, Mutter zu werden. Die Gründe sind vielfältig: Vielleicht will man nicht so werden wie die eigene Mutter, hat nach früheren oder bestehenden Essstörungen Angst vor einer Veränderung des Körpers, hat unbewusst Angst, einem Kind nicht genügen zu können, Angst, vom Mann verlassen zu werden, wie es vielleicht der eigenen Mutter nach einer Geburt ergangen war. Auch frühkindliche Krankenhauserfahrungen oder negative Erfahrungen bei vorausgegangenen Schwangerschaften können unbewusste Schutzreflexe vor einer Wiederholung derartiger Traumata auslösen. Häufig kann erst nach dem Aufdecken und Integrieren solcher unbewussten Themen eine Schwangerschaft eintreten.

Bei der SART handelt es sich um eine Kombinationsbehandlung aus TCM und tiefenpsychologischer Psychotherapie, die von mir entwickelt wurde. In meine Praxis am Ammersee kommen überwiegend Paare mit langjährig unerfülltem Kinderwunsch, selten verirrt sich ein junges Paar ohne einschlägige Vorerfahrung dorthin. Doch allen könnte es helfen, um die Möglichkeit der sanften IVF zu wissen, um sich bei Bedarf nicht erst auf den meist sehr viel schmerzvolleren konventionellen Weg begeben zu müssen. Auch dafür habe ich dieses Buch geschrieben.

Schön wäre es, wenn die IVF im natürlichen Zyklus bereits die Regel wäre, wie in Japan, wo sie 80 bis 90 Prozent aller IVF- und ICSI-Behandlungen ausmacht. Leider bieten bisher nur wenige Kinderwunschzentren diese Methode überhaupt an oder machen ihre Patientinnen auf diese Möglichkeit aufmerksam. Oft wird Frauen, die fragen, ob es nicht natürlicher ginge, dies als wenig erfolgversprechend ausgeredet. In manchen Zentren wird die Methode auf Wunsch durchgeführt. Wenn man jedoch nichts von dieser Möglichkeit weiß, kann man auch den Wunsch dazu nicht äußern.

Ein erstes Fallbeispiel

Eine Fallgeschichte kann sicherlich am schnellsten und klarsten illustrieren, was die natürliche IVF im Unterschied zu einer herkömmlichen IVF bedeutet. Daher möchte ich meine Erläuterungen damit beginnen und das Beispiel von Jasmin erzählen: Jahrelang hatte sie mit starker Erschöpfung, ständigen Infekten und unspezifischen Symptomen einer Eisenmangelanämie gekämpft, seit drei Jahren zudem mit schier unstillbaren Regelblutungen. Endometriose (eine schmerzhafte Erkrankung, bei der sich Gebärmuttergewebe außerhalb der Gebärmutter ansiedelt) und ein Myom seien dafür verantwortlich, war ihr erklärt worden; da helfe nur, durchgehend die Pille zu nehmen. Das bedeutete aber auch, gegen ihren Kinderwunsch zu arbeiten. Sie tat es dennoch, doch es quälten sie Tag und Nacht Schmerzen im Unterleib. Die Pille im Dauerzyklus beruhigte aber wenigstens die Blutung.

Noch mit Mitte 30 war Jasmin von ihrem damaligen Kinderwunschzentrum mit der Diagnose einer hochgradig reduzierten ovariellen Funktionskapazität bei einem AMH-Wert bei 0,19 (AMH = Anti-Müller-Hormon) und weniger konfrontiert worden. Die schlechte Spermienqualität ihres Mannes verringerte zudem die Chancen auf ein Kind. Als Jasmin mit 36 in der ersten Kinderwunschpraxis Hilfe und Rat suchte, bekam sie vom Arzt sofort zu hören: »Mit diesem AMH-Wert habe ich erst eine schwanger gekriegt!« Diese Worte schockierten sie und sie erlebte tiefe Ängste und Verzweiflung. Aussagen von Ärzten, noch dazu wenn sie unsensibel geäußert werden, können als sogenannte Nocebo-Suggestionen wirken: Sie aktivieren negative Erwartungen und Ängste der Patientinnen, die wiederum die Symptome und die Schwangerschaftschancen verschlechtern. Jasmin konnte sich nicht mehr auf eine Behandlung bei diesem Arzt einlassen und wechselte innerhalb des Kinderwunschzentrums zu einer Ärztin.

Diese machte ihr auch nicht gerade viel Hoffnung und vor einer Stimulation mit hochdosierten Hormonen hatte Jasmin riesige Angst. Aber es schien keinen anderen Weg zu einem Kind zu geben, als sich dieser Prozedur zu unterziehen, obwohl sie innerlich kein Vertrauen in sie hatte. Trotzdem ließen sich Jasmin und ihr Mann Andreas auf eine Behandlung ein. Nach dem ersten Versuch brauchte sie noch während der Stimulation eine Ausschabung und zwei Blutkonserven, weil die Blutung nicht zu stoppen war. Die Embryonen hatten zudem keine gute Qualität.

Jasmin bereitete sich nun fast ein Jahr lang auf eine zweite

Runde vor. Sie hatte ständig mit starker Erschöpfung und Mangelzuständen zu kämpfen und wollte so fit wie möglich für die nächste Behandlung sein. Leider konnten dann gar keine Eizellen gewonnen werden, obwohl zunächst alles sehr vielversprechend aussah und einige Follikel herangereift waren. Dies war für Jasmin und Andreas der schwärzeste Moment ihres Lebens. Jasmin erlitt noch in der Praxis einen Nervenzusammenbruch. Die Ärztin nahm ihr damals gleich auch noch jede Hoffnung: »Ihre Eizellen werden nicht mehr reif werden und eine Behandlung macht keinen Sinn mehr.«

Aus ganzheitlicher Sicht, wie sie beispielsweise die TCM anstrebt, muss gesagt werden: Jasmin in so einem labilen Zustand fern ihres inneren Gleichgewichts mit Hormonen zu traktieren, hätte von Beginn an vermieden werden sollen. Eine Schwangerschaft entwickelt sich zwar in der Gebärmutter, ist aber immer ein Prozess, der den ganzen Menschen, den Körper und die Seele, betrifft. Je mehr das gesamte Mind-Body-System im Gleichgewicht ist, desto wahrscheinlicher wird sich ein Baby darin entwickeln können.

In ihrer hoffnungslosen Situation wandten sich Jasmin und ihr Mann an mich. Sie erlebten es als wohltuend, dass jemand ihren körperlichen und seelischen Zustand betrachtete und um eine ganzheitliche Heilung bemüht war. Etwa ein Jahr lang kamen sie regelmäßig den weiten Weg an den Ammersee. Ich behandelte sie mit SART nach den Gesichtspunkten der chinesischen Medizin – und nach vier Therapiesitzungen berichtete Jasmin überglücklich, dass sie keine Bauchschmerzen, kein Brustspannen und keinen ständigen Druck auf den Augen mehr verspürte. Auch ihr Immunsystem erholte sich langsam. Durch die Granulate und die Tees, die ich ihr verschrieben hatte, fühlte sie sich körperlich zunehmend gestärkt. Um ihre geschwächte Mitte wieder aufzubauen, nahm sie längere Zeit über das »Pulver zum Aufbau der Mitte und des Qi« (bu zhong yi qi tang), eine alte chinesische Rezeptur aus verschiedenen Kräuterwurzeln, dazu noch Vitamine und Antioxidantien sowie Salvestrol. Die Zusammensetzung eines Tees aus westlichen Heilpflanzen wie Passionsblumen, Jasminblüten, Johanniskraut, Weißdornfrüchten, Hirtentäschel, Lavendelblüten und Damiana wurde je nach Bedarf immer mal abgeändert.

Das absolute »Todesurteil« der ersten Kinderwunschpraxis konnte sie allmählich relativieren und in ein anderes Bild umwandeln, während wir die traumatisierenden Gespräche und Momente aufarbeiteten. Beispielsweise durchlebte Jasmin in einer Sitzung noch einmal die Situation mit dem ersten Arzt, diesmal jedoch mit einem Panzer auf ihrer Brust, an dem alles Negative abprallte. Sie empfand ein Gefühl von Schutz und Gelassenheit. Allmählich fand sie zu dem Vertrauen zurück, dass in ihrer Gebärmutter doch noch ein Baby heranwachsen könne, obwohl sie mittlerweile 39 war. Auch traumatisierende Themen aus ihrer Kindheit haben wir behandelt. Jasmin konnte sich zunehmend selbst beruhigen und fühlte sich wieder energiegeladen. Wurde sie krank, war es oft nur noch ein Tag, nicht mehr wochenlang wie früher. Andreas unterstützte seine Frau sehr, er kam jedes Mal mit zur Therapie und abends rieb er seiner Frau den Bauch mit einer von mir entwickelten Phytohormonlotion ein und wärmte ihn mit Moxastäbchen, einer alten chinesischen Anwendung, die Sie noch kennenlernen werden. Andreas fand schließlich den Mut, sich seinerseits mit den vergrabenen Gefühlen und Erinnerungen seiner Kindheit auseinanderzusetzen. Äußeres Zeichen der Veränderung war ein Wohnungswechsel, den sie in Angriff nahmen, da sie sich in der alten Wohnung nie wohlgefühlt hatten.

Nach einem Jahr Behandlung ermunterte ich die beiden, doch noch mal einen ICSI-Versuch im Spontanzyklus zu wagen – das heißt, ohne Hormongaben, sondern im natürlichen Zyklus. Dies bedeutete natürlich, Jasmin musste die Pille wieder absetzen, wovor sie große Angst hatte. Entgegen ihren Befürchtungen und den Erfahrungen bei der vorangegangenen hormonstimulierten ICSI kam es aber nicht zu Blutungen. Dies kann als Hinweis gesehen werden, dass sich ihre Mitte stabilisiert hatte. Erleichtert startete sie, mittlerweile fast 40 Jahre, einen sanften IVF-Versuch in einem darauf spezialisierten Kinderwunschzentrum. Die Atmosphäre in diesem kleinen, von zwei jungen, sympathischen Ärztinnen geführten Zentrum empfand sie sofort als absolut vertrauenswürdig, menschlich und wohlwollend.

Diesmal erlebte sie das größte Glück ihres Lebens. Die Eientnahme und der Embryotransfer verliefen wie im Traum. Gleich im ersten Versuch wurde sie schwanger. Als Andreas während der Schwangerschaft einen kleineren Unfall hatte, versetzte sie das in große Aufregung und Sorgen. In der Folge traten leichte Blutungen auf. Eine weitere Stärkung ihrer Mitte über Ernährung, Ruhe und viel Liegen sowie ein Arbeitsverbot nach dem Mutterschutzgesetz halfen ihr über diese Phase hinweg.

Max hält seine Eltern mittlerweile gut auf Trab, und Jasmin und Andreas können ihr Glückskind nun täglich in den Arm nehmen. Wie sie sagen, ist ihr Glück für beide trotzdem weiterhin kaum fassbar. Andererseits sehen sie auch einen tiefen Sinn in ihrem langen Weg zu Max. Beide sind heute viel gelassener und sehen ihr Kind als Geschenk und Sonnenschein, nicht als Heilung für eigene alte Verletzungen und Pflaster für ihre Bedürftigkeit.

Was letztlich bei der ganzheitlichen Behandlung den Ausschlag gegeben hat, ist auch bei Jasmin schwer zu sagen. Die lange Ruhigstellung der Eierstöcke mit der Pille allein kann es nicht gewesen sein, die Pille hatte sie vor der ersten ICSI schon drei Jahre lang genommen. Die sanfte IVF, die chinesischen Kräuter, die emotionale Verarbeitung traumatischer Lebensereignisse, die entspanntere Partnerschaft, die neue Wohnung, die nette Atmosphäre im Kinderwunschzentrum – vermutlich spielte alles zusammen und führte dazu, dass ihre Eierstöcke nun mit fast 40 Jahren in einem natürlichen Zyklus auf einmal eine bessere Eizelle produzierten als hochstimuliert mit 36 Jahren, und Jasmin genug Energie hatte, ein Kind auszutragen.

»Jeder Körper ist«, wie Lissa Rankin schreibt, »bereit für ein Wunder. Wir müssen nur die optimalen Voraussetzungen dafür schaffen, dass er seine natürlichen Fähigkeiten auch zur Entfaltung bringen kann.«[8] Genauso sah es die chinesische Medizin schon immer, spricht aber nicht von Sterilität, sondern von »keine Schwangerschaftsbedingung«, wenn ein Paar kein Kind bekommt. Und Bedingungen in der Gebärmutter können sich ändern und wie im Fall von Jasmin »babyfreundlicher« werden. In vielen Kinderwunschpraxen wird jedoch das komplexe Körpergeschehen weiterhin mechanistisch auf Sichtbares und Zählbares wie Laborwerte und Follikelanzahl reduziert und Patientinnen werden beinahe wie Legehennen gesehen, die möglichst viele Eier liefern sollen. Doch ein Umdenken hat eingesetzt – und möchte durch dieses Buch weiterverbreitet werden.

Dazu passt auch ein Nachtrag von Jasmin: »Stellen Sie sich vor, meine Blutungen sind jetzt nach der Schwangerschaft ganz normal. Das hätte ich mir nie träumen lassen, ich hatte so Panik, das Stillen zu reduzieren. Und jetzt ist alles ganz normal. Der riesige Myomknoten in meiner Gebärmutter ist verschwunden, er ist auf dem Ultraschall so gut wie nicht mehr zu erkennen. Wahnsinn!« So Jasmin in einer Mail 2014, worauf im März 2015 folgte: »Die Sensation ist, dass wir tatsächlich Ende des Sommers noch ein kleines Brüderchen für unseren Max erwarten! Ja, ich bin tatsächlich einfach so schwanger geworden ... Unglaublich, mit 41, und das obwohl ich noch vor fünf Jahren so schlechte Prognosen hatte. Und trotz niedrigem AMH-Wert, der mittlerweile wohl gegen null geht. Wir sind so extrem glücklich und dankbar und können es gar nicht fassen, dass es einfach so noch mal geklappt hat … Mir beweist das, dass man den Prognosen der Reproduktionsmediziner nicht bedenkenlos Glauben schenken darf«, schlussfolgert Jasmin. Ihr Beispiel zeigt, wie wunderbar der menschliche Körper und die Fortpflanzungsorgane unter veränderten Bedingungen fähig sind, wieder ins Gleichgewicht zu kommen.

Zu diesem Buch

In den folgenden Kapiteln möchte ich Sie möglichst umfassend und doch leicht verständlich über die wesentlichen Aspekte der IVF und der sanften Form der IVF ohne Hormonstimulation informieren. Im Text werde ich bewusst auch einige der in den Kliniken gebräuchlichen Fachausdrücke verwenden, damit Sie in Gesprächen dort immer wissen, was gemeint ist. Außerdem finden Sie in den Anmerkungen zahlreiche Hinweise auf Studien zu den einzelnen Themenbereichen, die Sie bei Interesse nachlesen und auch als Argumentationshilfe nutzen können. Wenn Ihnen diese Fachtexte zu speziell und zu kompliziert sind, schenken Sie den Endnoten einfach keine Beachtung. Sie dienen lediglich der Bestätigung bestimmter hier gemachter Aussagen, die von vielen gängigen Meinungen oder in manchen Kinderwunschzentren vertretenen Ansichten abweichen.

Im ersten Kapitel werden die Fortpflanzungsorgane, -funktionen und -prozesse bei Frau und Mann etwas näher beschrieben. Im nachfolgenden Teil werden Grundlagen, Abläufe und Besonderheiten der medizinisch assistierten Reproduktion erläutert und spezifische Nachteile und Risiken hormonstimulierter IVF-Behandlungen besprochen. Auf der Basis dieser Grundlagen gehe ich dann ausführlich auf die alternative Behandlungsform der natürlichen IVF ein und stelle unterschiedliche Möglichkeiten einer sanften Kinderwunschbehandlung vor. Es werden wichtige Vorteile gegenüber der herkömmlichen IVF erläutert und etwaige Nachteile diskutiert. Im letzten Kapitel des Buches geht es um die Möglichkeiten, den Erfolg der Kinderwunschbehandlung selbst positiv zu beeinflussen – über die Ernährung, die Naturheilkunde oder die Traditionelle Chinesische Medizin. Im gesamten Buch finden sich außerdem immer wieder Ausschnitte aus Erfahrungsberichten betroffener Frauen, die Ihnen einen tieferen Einblick bieten und Mut machen sollen.

Genau das wünsche ich Ihnen als Leserin dieses Buches: dass Sie Möglichkeiten entdecken, wie Ihr Körper seine Fruchtbarkeit erhöhen kann, damit Ihr Wunschkind zu Ihnen findet. Die Biologie der Fortpflanzung ist ein derart komplexes Zusammenspiel fein aufeinander abgestimmter Faktoren, dass jedes medizinische Eingreifen möglichst gering ausfallen sollte. Der Ansatz der sanften IVF, wie er hier vorgestellt wird, versucht genau deshalb, so natürlich wie möglich vorzugehen, mit großer Ehrfurcht vor den natürlichen Steuerungsvorgängen, die sich hinter dem Entstehen jedes Babys verbergen.

Die biologischen Grundlagen

Das Überleben der Art ist genauso wichtig wie das Überleben des Individuums, es ist ihm von der Natur her sogar manchmal übergeordnet. Die meisten Frauen verspüren wohl auch deshalb irgendwann im Leben den tief in uns eingepflanzten Wunsch nach Nachkommen – heute leider immer häufiger erst dann, wenn die Reproduktionskraft bereits abnimmt, ab 35 und rapide ab 43 Jahren.

Bei Tieren kann man unglaubliche Anstrengungen beobachten, die für Nachkommen unternommen werden. Lachse wandern zurück zu ihrem Geburtsgebiet und überwinden riesige Distanzen, um zu laichen, Schmetterlinge überqueren Kontinente und Schildkröten schwimmen durch Ozeane, um ihre Eier an den Stränden der Heimat abzulegen. Die Anstrengungen und Strapazen, die Frauen allgemein, aber insbesondere solche mit unerfülltem Kinderwunsch bereit sind auf sich zu nehmen, stehen dem in nichts nach. In diesem Kapitel möchte ich Ihnen zunächst erklären, welches Wunder die natürliche Fortpflanzung darstellt – und was dabei für eine künstliche Befruchtung, besonders bei einer natürlichen IVF, relevant sein kann. Wenn Ihnen diese biologischen Grundlagen bereits bekannt sind und Sie ohne »Umweg« Näheres zur IVF oder zur sanften IVF lesen möchten, können Sie gleich dorthin weiterblättern.

Die Fortpflanzungsorgane der Frau

Schon im Kindesalter entdecken wir, dass es zwei Geschlechter gibt, und wir beobachten, dass nur Frauen Babys bekommen und neues Leben monatelang in ihnen heranwächst. Neugierig bemerken wir, dass die Scheide eine Öffnung nach innen hat, und fragen uns, wo im Bauch das Baby heranreift. Irgendwann sprießen dann die äußeren, sekundären Geschlechtsmerkmale – Brüste und Schamhaare – und unsere weiblichen Körperformen ziehen plötzlich die Blicke der Jungs auf sich. Dass dies alles von Vorgängen im Inneren gesteuert wird, können wir nur erahnen, denn plötzlich fließt monatlich Blut aus der Scheide, nicht selten mit Schmerzen verbunden.

Die Scheide (Vagina)

Doktorspiele sind meist die ersten Begegnungen mit der Scheide. Nüchtern betrachtet stellt die Vagina den Ein- und Ausgang zu den inneren Fortpflanzungsorganen dar. Dass ihre Haut stark gefältelt ist und sich daher gut dehnen kann, erfahren wir spätestens beim Geschlechtsverkehr, wenn sich die Scheide problemlos an die Penisgröße des Partners anpasst. In den Falten können die Spermien in Erwartung des Eisprungs bis zu fünf Tage überleben. Maximal dehnt sich die Scheide bei der Geburt.

Dass auch sie von den zyklischen Veränderungen des weiblichen Körpers beeinflusst wird, merken wir an den wechselnden Ausflüssen. Die Scheidendrüsen produzieren zyklusabhängig unterschiedliche Gleitflüssigkeiten. Die guten bakteriellen Untermieter in der Scheide helfen zudem, dass ein saures Milieu entsteht, das uns wiederum vor schädlichen Bakterien und Pilzen schützt.

Die Gebärmutter (Uterus)

Die Aufgabe der Gebärmutter ist es, den Embryo aufzunehmen, zu ernähren und sicher und geborgen im Inneren heranreifen zu lassen. Ihre Form gleicht einer Birne, die im Inneren einen Hohlraum bildet. Im Normalfall wird ab der ersten Blutung (Menarche) monatlich die innere Schleimhaut (Endometrium) aufgebaut und, falls keine Schwangerschaft eintritt, wieder abgestoßen. In der Schwangerschaft wächst die Gebärmutter enorm, von Faustgröße auf Kürbisgröße an. Die Muskelfasern, jetzt 20-mal größer als bisher, haben nun eine wichtige Haltefunktion. Bei der Geburt ziehen sie sich wiederum kräftig zusammen, um das Kind durch den Geburtskanal zu pressen.

Der Gebärmutterhals erfüllt ebenfalls mehrere Aufgaben. Während der Schwangerschaft hält er die Gebärmutter fest nach unten verschlossen und schützt den Fötus sicher bis zur Geburt. Ist es dann so weit, dehnt er sich in kurzer Zeit auf bis zu zehn Zentimeter, um das Baby passieren zu lassen. Im Inneren enthält er einen dünnen Kanal (Zervixkanal), der die Gebärmutter zur Scheide hin verschließt und die wichtige Funktion hat, das Eindringen von Keimen zu verhindern. Einmal im Monat lässt er Spermien nach innen passieren und ein anderes Mal das Menstrualblut nach außen fließen. Er wirkt also wie ein Filter. Dies gelingt durch unterschiedliche Sekrete, die der Gebärmutterhals zyklusabhängig absondert. Besonders auffällig und wichtig ist ein dem Eiklar ähnlicher, spinnbarer Schleim zur Zyklusmitte. Dieser wirkt mit seiner feinen Struktur und kleinen Kanälen im Inneren wie eine Kletterhilfe für Spermien in die Gebärmutter und zugleich auch als Filter zum Aussortieren veränderter Spermien. Der Gebärmutterhalsschleim (Zervixsekret) enthält zudem wichtige Enzyme, durch die Spermien reifen und so erst befruchtungsfähig werden (Kapazitation). Bei einer IVF wird dies in der Petrischale durch Zugabe von speziellen Nährlösungen und beim Zentrifugieren der Spermien ausgelöst. Medikamente (wie beispielsweise Clomifen) und Umweltgifte können den Zervixschleim verändern und so das Passieren der Spermien erschweren.

Von den zwei Eierstöcken her münden rechts und links am Dach der Gebärmutter die beiden Eileiter. Die Gebärmutter bildet sich in der Embryonalentwicklung ebenfalls paarig und wächst erst später zusammen. Manchmal vereinen sich die beiden Teile nicht ganz oder ein sogenanntes Septum (Scheidewand) bleibt erhalten, wodurch die Entwicklung einer normalen Schwangerschaft behindert sein kann.

Die Gebärmutterschleimhaut geht in der Schwangerschaft eine innige Verbindung mit dem neuen Lebewesen ein. Genetisch stellt der Embryo ein anderes Lebewesen dar, das immunologisch toleriert werden muss. Dieses »Implantat« darf nicht abgestoßen, sondern muss extra geschützt werden. Die Hauptherausforderung jeder IVF-Behandlung stellt heute vor allem die Einnistung dar. Was alles gut zusammenspielen muss, damit sie stattfinden kann, ist für Kinderwunschpaare oft schwer nachvollziehbar, vor allem, wenn es anderen im eigenen Umfeld so leichtzufallen scheint, schwanger zu werden.

Die Eileiter (Tuben)

Den Eileitern wurde seit der Entwicklung der IVF von Reproduktionsmedizinern wenig wissenschaftliche Aufmerksamkeit geschenkt. Doch der Beitrag dieser acht bis zehn Zentimeter langen Transportröhrchen zwischen Eierstock und Gebärmutter ist bei der Fortpflanzung enorm. Schon vor dem Eisprung positionieren sich die Fimbrientrichter über dem sprungreifen Eibläschen, dem Follikel, und fangen wie Finger die Eizelle auf. Normalerweise findet die Befruchtung anschließend im Eileiter statt, wenn die hinaufwandernden Spermien dort auf die abwärtswandernde Eizelle treffen. Die Tuben sind dabei nicht passiv, sondern helfen den Spermien, bis zu fünf Tage zu überleben.

Die innere Schicht der Eileiter ist mit feinen, rhythmisch schlagenden Flimmerhärchen (Zilien) ausgestattet, deren Reinigungs- und Transportfunktion von hormonellen und neuronalen Faktoren reguliert und beispielsweise durch Rauchen stark beeinträchtigt wird. Die Zilien transportieren das Ei sanft durch den Eileiter bis zur Gebärmutterhöhle, indem sie sich rhythmisch in Wellen bewegen.

Der ursprüngliche Grund für die Entwicklung der IVF und die Geburt von Louise Brown war ein Verschluss der Eileiter bei ihrer Mutter, eine Störung, die auf diese Weise geschickt umgangen werden konnte. Aufwendige Bauchspiegelungen in Narkose oder weniger aufwendige Ultraschalluntersuchungen der Eileiter können deren Durchgängigkeit zwar prüfen, jedoch keine Aussage über ihre Funktionsfähigkeit machen. Hören Sie die Diagnose »offene Eileiter«, bedeutet das noch nicht, dass Sie sich auch sicher sein können, dass alles in Ordnung ist. Einen Beweis, dass Eileiter wirklich funktionsfähig sind, stellt letztlich nur eine Schwangerschaft am richtigen Ort dar. Andersherum können Verkrampfungen (Spasmen) bei der Untersuchung einen Tubenverschluss vortäuschen und den Eindruck vermitteln, dass die Eileiter verschlossen sind. Dadurch entstehen ab und an »Wunderbabys« von Frauen, bei denen vorher ein Arzt geäußert hatte, dass sie wegen verschlossener Tuben nie auf natürlichem Weg schwanger werden könnten.

Die Eierstöcke (Ovarien)

Einige Frauen nehmen die Lage ihrer Eierstöcke im kleinen Becken beim Eisprung wahr. Die beiden walnussgroßen Keimdrüsen haben eine doppelte Funktion: Einerseits tragen sie in den Eizellen den Keim, die Erbinformation für die nächste Generation, anderseits schütten sie als Drüsen wichtige Hormone aus und steuern dadurch komplexe Regelkreise im Körper, die insbesondere der Fortpflanzung dienen.

Monat für Monat bereitet sich der weibliche Organismus in den fruchtbaren Jahren auf eine Schwangerschaft vor, und so gibt es etwa 12- bis 14-mal im Jahr die Chance, dass neues Leben in einer Frau entsteht. Es wechseln sich Phasen mit mehr Östrogenen und solche mit überwiegend Gestagenen ab – ein Wechselspiel von Yin und Yang. Fein abgestimmte Funktionsabläufe lassen schließlich aus etwa 20 Eibläschen, einer Kohorte, ein »Ei des Monats« heranreifen. Werden sie bei einer IVF durch zu hohe Gaben des Follikelstimulierenden Hormons (FSH) gestört und überstrapaziert, hat dies negativen Einfluss auf die sich entwickelnde Eizelle und auch auf die Entwicklung der sie umgebenden Granulosazellen. Denn diese Stützzellen stehen während der Eizellentwicklung in engem Austausch und versorgen die Eizelle bei der Reifeteilung mit Energie.[9]

Das Eibläschen, der Follikel, wandelt sich nach dem Eisprung in den Gelbkörper (*corpus luteum*) um und die Granulosazellen, die gerade noch die Eireifung gefördert haben, bilden nun hauptsächlich das Schwangerschaftshormon Progesteron, das die Gebärmutterschleimhaut veranlasst, weich und dick zu werden, um die befruchtete Eizelle aufzunehmen. Zudem wird dem Gehirn signalisiert, kein FSH mehr auszuschütten. Kommt keine Schwangerschaft zustande, löst sich der Gelbkörper nach zehn Tagen auf, die Gebärmutterschleimhaut wird abgestoßen, die Blockade auf die FSH-Produktion entfällt und ein neuer Zyklus beginnt.

Ist eine Schwangerschaft eingetreten, wird das Progesteron noch drei Monate vom Gelbkörper weiterproduziert, bis die Plazenta diese Aufgabe allein übernimmt. Dies sind die berüchtigten zwölf Wochen, in denen häufiger Fehlgeburten auftreten und sich viele Frauen noch nicht trauen, sich über ihre Schwangerschaft zu freuen.

Den Stand des Zyklus kann man an der basalen Körpertemperatur (BKT) ablesen, da diese sich ebenfalls zyklusabhängig verändert – dazu wird morgens vor dem Aufstehen mit einem Fieberthermometer in der Scheide die Temperatur gemessen und in eine BKT-Kurve eingetragen. Vor dem Eisprung, zur Zeit der besten Befruchtungschance, fällt sie kurz ab, um dann nach dem Eisprung unter Progesteroneinfluss anzusteigen. Hormonbestimmungen aus dem Blut und eine Ultraschalluntersuchung geben natürlich genauere Hinweise.

Der Zyklus entspricht selten einem Uhrwerk, sondern pendelt sich durch die fein abgestimmten Regelkreise selbstorganisiert zwischen 26 und 30 Tagen ein. Er reagiert dabei auf verschiedene Umwelteinflüsse. Die Regelkreise sollten vor einer Kinderwunschbehandlung möglichst ins Gleichgewicht gebracht werden. Regelschmerzen werden nach traditionell chinesischer Auffassung beispielsweise als Zeichen von Blockaden des Energieflusses (Qi) und des Blutflusses (Xue) aufgefasst und behandelt. Auch die Farbe des Menstrualblutes und das Vorhandensein von großen oder kleineren Blutklumpen hat eine tiefere Bedeutung. Ein freier, heller Blutfluss ohne Schmerzen, den sich viele Frauen, auch ohne chinesische Medizin zu kennen, instinktiv wünschen, wird aus ganzheitlicher Sicht vor einer Behandlung angestrebt.

Der Reifeprozess der Eizelle

Alle Follikel, die in Ihnen als Frau heranreifen, sind als Urkeimzellen schon entstanden, als Sie im Bauch Ihrer Mutter
gerade mal sechs Wochen alt waren. Bei der Geburt waren
von den ursprünglich gebildeten sieben Millionen noch zwischen 700 000 und zwei Millionen dieser sogenannten Primordialfollikel vorhanden. Diese unreifen Eizellen, umgeben
von einer Schicht Granulosazellen, befinden sich gleichsam im
Dornröschenschlaf. Aus diesem Pool entwickeln sich im Laufe
Ihres Lebens nur etwa 400 sprungreife Eizellen. Eizellen sind
wertvoll und ihr Vorrat endlich.

Ziel der geschlechtlichen Fortpflanzung, dieses Motors der
Evolution, ist es, eine große Vielfalt an genetischen Kombina-
tionen zu erreichen. Der doppelte Chromosomensatz der Eizelle muss zuerst im Laufe einer Reifeteilung (Meiose) auf einen einfachen Satz reduziert werden. Bei der Befruchtung kann
dann ein neues, einmaliges Wesen mit einem neu komponier-
ten, doppelten Chromosomensatz (eine Hälfte vom Vater und
eine von der Mutter) entstehen. Die Eizellen beginnen noch im
Mutterleib ab der elften bis zwölften Woche mit der ersten Reifeteilung. Zuerst werden die Chromosomen wie bei jeder Zellteilung verdoppelt. Dann paaren sich die gleichen Chromosomen miteinander (Synapsis) und tauschen ihr genetisches Ma-
terial aus (Rekombination oder Crossing over). Chromosomen
werden meist in dieser X-Form dargestellt. Sie verharren dann
jahrzehntelang in dieser Prophase der ersten Reifeteilung – bis
kurz vor dem Eisprung. Die Natur hat Mechanismen einer ri-
gorosen Qualitätskontrolle entwickelt, durch die viele Eizellen
verloren gehen. Die Eizellen selbst haben zudem eigene Stra-
tegien entwickelt, um sich vor Schädigungen durch sogenannten oxidativen Stress und freie Radikale zu schützen und entstandene DNA-Fehler wieder zu reparieren.

Einige Monate vor dem Eisprung verlassen einige Follikel den Ruhezustand und treten wieder in die Reifeteilung ein. Jedes Follikel macht daraufhin eine komplexe Entwicklung durch. Gleichzeitig durchläuft die Eizelle darin verschiedene hochkoordinierte Entwicklungsstufen, um erfolgreich Eisprung und Befruchtung zu erreichen. Auf dieser Reise unterstützen die umgebenden Zellen die Eizelle in ihrer Entwicklung und liefern Baustoffe, Nährstoffe, Wachstumsfaktoren, Mediatoren, Hormone und sondern die klare Follikelflüssigkeit ab. Diese Phase wird durch lokale Faktoren im Eierstock selbst wie beispielsweise das Anti-Müller-Hormon (AMH) gesteuert. AMH als transformationshemmendes Wachstumshormon verhindert, dass zu viele Primordialfollikel rekrutiert werden. Der AMH-Spiegel im Serum stellt ein Maß für die noch vorhandenen Eizellen dar. Mit abnehmender Reserve geht er allmählich gegen null.

Die Entwicklung zum Primärfollikel dauert etwa 150 Tage, und weitere 120 Tage vergehen, bis sich Sekundärfollikel bilden. Das weitere Wachstum (etwa 60 Tage) zum Tertiärfollikel oder Antralfollikel ist dann erst von stimulierenden Hormonen des Gehirns abhängig. Dazu zählen insbesondere Gonadotropine wie das bereits beschriebene Follikelstimulierende Hormon (FSH) und das Luteinisierende Hormon (LH).

Die Anzahl der Antralfollikel im Ultraschall stellt neben dem AMH-Wert einen wichtigen Hinweis auf die Eizellreserve dar. Ein niedriger Wert – das ist für viele Frauen wichtig zu wissen – ist jedoch nicht gleichzusetzen mit Menopause.

Aus den Antralfollikeln bereitet sich eine Kohorte von etwa 20 Follikeln unter Gonadotropineinfluss jeden Monat synchron auf den Eisprung vor. Aus diesen geht letztlich nach strenger Auswahl ein sprungreifer Leitfollikel als »Monatssieger« hervor. Ein Follikel hat somit eine lange Vorbereitungsphase, in der er heranreift. Der letzte Entwicklungsabschnitt vom Beginn des Follikelwachstums bis zum Eisprung beträgt 85 Tage, nicht nur einen Monat, wie fälschlicherweise oft geglaubt wird. Die beschriebene Follikelgenese geht natürlicherweise ununterbrochen weiter, bis der Eizellvorrat leer ist und die Menopause einsetzt. Auch die neu entdeckten Stammzellen scheinen da wenig zu verändern.

Die Wand des Follikels bilden nun lockere Zellen (Granulosazellen), die Östrogene herstellen und ausschütten. Jeder Follikel stellt ein kleines Mikrosystem dar, in dem Eizelle, Granulosazellen und die Thecazellen der Zwischenräume sich gegenseitig mittels winziger Verbindungen (Mikrotubuli, Mikrofilamente) fein abgestimmt beeinflussen, selbst regulieren und kontrollieren.[10] Nach dem Eisprung wandelt sich der Follikel in den Gelbkörper um und produziert vorwiegend Progesteron. Seine gelbe Farbe bekommt er von seinem hohen Beta-Carotin-Anteil.

Bis zwei Tage vor dem Eisprung nimmt die Eizelle Stoffe aus der Umgebung auf und legt einen Dotter an. Angeregt durch den LH-Gipfel vor dem Eisprung wird die erste Reifeteilung beendet. Die Chromosomen verdichten sich und die homologen Chromosomen, die bis dahin noch in der bekannten X-Form der Chromosomen verbunden waren, trennen sich. Die Hälfte der Chromosomen verbleibt in der Eizelle, die andere Hälfte wandert in das sogenannte erste Polkörperchen. Diese asymmetrische Teilung organisiert ein spindelartiges System aus Mikrotubuli, der sogenannte Meioseapparat. Im Sinne von Versuch und Irrtum wird gearbeitet, bis die Chromosomen richtig verteilt sind. Die zweite Reifeteilung beginnt. Wieder bildet sich selbstorganisiert ein Spindelapparat, der in der Mitte der Teilung innehält und erst später, nach dem Eindringen des Spermiums, die Reifeteilung beendet. Ungefähr 36 Stunden nach dem LH-Gipfel ist die Eizelle sprungbereit. Dieser LH-Gipfel wird bei einer IVF durch die Auslösespritze künstlich erzeugt. Die Zeit bis zur Eizellentnahme sollte dann auch etwa 36 Stunden betragen, damit all diese komplizierten Teilungsprozesse korrekt ablaufen können.

Ähnlich einer Bienenkönigin beim Schwärmen ist eine Eizelle beim Eisprung von einer ganzen Krone von lockeren Granulosazellen umgeben, was das Auffinden unterm Mikroskop leichter macht.

Der richtige Zeitpunkt

Nach der jahrelangen Vorbereitung bis zur Ovulation geht die Eizelle, falls sie nicht befruchtet wird, nach 24 Stunden zugrunde. Das bedeutet, dass knapp einen Tag im (weiblichen) Monatszyklus und 12- bis 14-mal im Jahr Spermien die Chance haben, eine Eizelle zu befruchten. Deshalb ist es so entscheidend, den richtigen Zeitpunkt zu erwischen, sowohl beim natürlichen Vorgehen als auch bei einer IVF, insbesondere wenn sie ohne viele Medikamente, sondern im natürlichen Spontanzyklus erfolgt. Die Spermien leben länger, bis zu fünf Tage, und können sich schon vor dem Eisprung in Position bringen und auf dieses seltene, kostbare Juwel Eizelle warten. Ein häufiger Irrtum von Kinderwunschpaaren ist es, den Eisprung abzuwarten, um sich zu lieben. Es kann dann sein, dass die Spermien das Ei nicht rechtzeitig erreichen, wenn sie zu langsam sind oder ihre »Nase« sie fehlleitet. Besser ist es, die Spermien warten schon vor Ort auf ihren Einsatz. Einen guten Hinweis für den Beginn der fruchtbaren Phase gibt der Cervixschleim der Scheide, der in dieser Zeit zuerst feucht und cremig und dann spinnbar wie Eiklar wird. Um den richtigen Zeitpunkt nicht zu verpassen, ist es also förderlicher, in den fünf Tagen vor dem Eisprung ein- bis zweimal täglich miteinander zu schlafen. Die Natur hilft mit, indem Frauen in dieser Zeit ohnehin mehr Lust auf Sex haben und den natürlichen Geruch ihres Partners besonders gern riechen. Männer finden ovulierende Frauen, wie Studien gezeigt haben, in der fruchtbaren Phase sexuell ebenfalls attraktiver. So wurde in einer Studie aus Florida ein steiler Testosteronanstieg bei Männern gefunden, wenn sie an T-Shirts von ovulierenden Frauen schnupperten.[11] Viele Vorgänge rund um die Fortpflanzung werden bei beiden Geschlechtern von diesen geruchlosen Ausdünstungen, den Pheromonen, gesteuert.

Selbst von den befruchteten Eizellen entwickelt sich nur rund ein Drittel tatsächlich zu einem Baby. Der weibliche Körper sorgt durch rigorose Auswahlverfahren dafür, dass möglichst gesunde und lebensfähige Nachkommen entstehen.

Was bestimmt die Eizellqualität?

Die Eizellmenge ist endlich und auch die Eizellqualität nimmt vor allem in den letzten fruchtbaren Jahren stark ab, wobei »Eizellqualität« das Potenzial einer Eizelle bezeichnet, sich zu einem lebensfähigen Embryo zu entwickeln. Vor allem fehlende oder zu viele Chromosomen finden sich in Eizellen bei Frauen mit zunehmendem Alter. Nach Hormonstimulationen mit Gonadotropinen (FSH) steigt die Zahl der Chromosomenfehler, und es entstehen auch solche, die natürlicherweise so gut wie nie vorkommen. Welche Langzeitwirkungen die Behandlungen auf das sich entwickelnde Kind haben, ist bisher völlig unklar, und so wird die Methode von einigen Autoren als tickende Zeitbombe bezeichnet (mehr dazu im Kapitel über die Risiken der IVF).[12] Die Frage ist, warum die Eizellen so anfällig für Chromosomenfehler sind. Durch das lange Verharren in der Prophase sind die Eizellen vielen schädigenden Umwelteinflüssen ausgesetzt. Die meisten Fehler entstehen jedoch während der letzten Phase der Eizellreifung, also in den letzten Monaten vor dem Eisprung. Eine Erklärung dafür ist, dass der Prozess der Chromosomenteilung enorm viel Energie benötigt.

Die Bedeutung der Energieversorgung

Der Spindelapparat mit den Mikrotubuli zieht die Chromosomen wie beim Square Dance hin und her, bis sie endlich richtig in der Zellmitte angeordnet sind. Im nächsten Schritt werden die Chromosomen vom Spindelapparat simultan geteilt, also je ein Satz Chromosomen zu den gegenüberliegenden Polen der Zelle gezogen.[13] Verläuft dieser Prozess korrekt, enthält die neue Zelle von jedem Chromosom nur ein einziges. Aus einer ersten Zelle werden vier Tochterzellen. Bei Frauen erfolgt die Teilung etwas asymmetrisch, nur eine Zellhälfte wird zur endgültigen Eizelle, die anderen haften als Polkörperchen daran. Der Teilungsvorgang ist störanfällig und läuft in Eizellen von Frauen über 40 Jahren deutlich unkoordinierter ab[14], ihre Meiosespindel hat häufig eine sichtbar veränderte Form.

Die Prozesse der Zellteilung benötigen wie gesagt sehr viel Energie, die von den Kraftwerken der Eizelle, den Mitochondrien, zur Verfügung gestellt wird. Mitochondrien sind kleine Organellen, die nur über die Mutter vererbt werden. Sie besitzen eine eigene DNA und wurden vor Millionen von Jahren ursprünglich als Bakterien in unsere Zellen aufgenommen. Den Energiebedarf einer Zelle kann man an der Anzahl der Mitochondrien ablesen. In Eizellen finden sich mit etwa 15 000 Mitochondrien zehnmal so viele wie in andern Körperzellen. Arbeiten die Mitochondrien auf Sparflamme oder sind sie genetisch verändert, besitzen die Mikrotubuli nicht genügend Kraft, um die Chromosomen richtig zu sortieren. So entstehen leicht Chromosomenfehler, die der häufigste Grund für eine fehlende Einnistung oder Fehlgeburten sind.[15]

Fühlt man sich ständig gestresst, müde und balanciert man am Rande des Burnouts entlang, steht den Eizellen nicht genug Energie zur Verfügung, um den Teilungsprozess korrekt auszuführen. Mitochondrien reagieren sehr sensibel auf oxidativen Stress und Umweltgifte und produzieren dann weniger

Energie. Nahrungsergänzungsmittel speziell für die Mitochondrien (wie Coenzym Q10 und Glutathion) können ihre Funktion und Zahl nachweislich stärken.

Das Alter

Oftmals rufen mich 43-jährige und ältere Frauen an, die nicht glauben wollen und nicht verstehen können, warum sie nicht schwanger werden, obwohl ihr Zyklus noch regelmäßig ist. Es ist mehr als nur der Zyklus, der zählt. Zentral ist die Qualität der Eizellen und die nimmt ab 40 dramatisch ab. Bei 40-Jährigen weisen 50 Prozent der Eizellen Abnormalitäten auf und die Rate steigt bis zur Menopause exponentiell an.[16] Selbst bei 35-Jährigen ist schon ein Viertel der Eizellen verändert. Also kann auch in diesem Alter nicht aus jeder Eizelle ein gesundes Baby entstehen.

Die Ergebnisse mit Eizellspenden bestätigen dies. Frauen über 40 erreichen mit gespendeten Eizellen Schwangerschaftsraten, die dem Alter der jüngeren Spenderinnen entsprechen. Das Geheimnis des alterslosen Fruchtbarkeitswunders prominenter Schauspielerinnen, die mit 48 Jahren noch locker schwanger werden, liegt hier versteckt. Bei Frauen über 45 sind nach Kinderwunschbehandlungen mit den eigenen Eizellen keine ausgetragenen Schwangerschaften bekannt, wie beispielsweise auch auf der Website des Fertility Center in Berlin zu lesen ist.

Die achselzuckende Aussage eines behandelnden Arztes bei einer IVF lautet häufig: »Es liegt an Ihren Eizellen, dass Sie nicht schwanger werden, Ihre Embryos sind von schlechter Qualität.« Das kommt oft unerwartet und niederschmetternd. Viele Frauen identifizieren sich regelrecht mit ihren Eizellen und empfinden eine derartige Aussage fälschlicherweise als persönliche Niederlage oder Beleidigung. Unabhängig davon, dass hier immer auch der Tonfall wirkt, nimmt die Qualität der

Eizellen mit dem Alter aber nun einmal stark ab. Frauen über 43 Jahren kann ich leider keine Hoffnungen machen, mit den eigenen Eizellen schwanger zu werden. Bei dieser Altersgruppe habe ich bisher nie fortlaufende Schwangerschaften nach künstlicher Befruchtung gesehen.

Allgemein gilt es auch den körperlichen und psychischen Zustand zu beachten. Sind Frauen gestresst und fühlen sie sich ausgelaugt, ist es besonders wichtig, zuerst die Energiereserven aufzubauen und schädigende Umwelteinflüsse abzubauen. Dies sollte eines der wichtigsten Therapieziele eines ganzheitlichen Weges sein, damit gesunde Eizellen heranreifen können. Ein Behandlungszeitraum von sechs bis zwölf Monaten ist hierbei aufgrund der langen Entwicklungszeit von Follikeln immer nötig. Die Eizellen brauchen die Chance, in einem möglichst natürlichen Milieu mit geringem oxidativem Stress heranzureifen. Gerade wenn nach mehreren hormonstimulierten IVF-Behandlungen die letzten Energiereserven und die Substanz angegriffen sind, dauert es länger, um wieder ins Gleichgewicht zu kommen. Es ist gleichsam ein kompletter »Reset« notwendig. Selbst viele junge Patientinnen in meiner Praxis brauchen ein Jahr intensive Behandlung mit chinesischen Heilkräutern, Ernährungsumstellung, Vitaminen und Antioxidantien, bis sich ihre Eizellen erholen. Schnell mal eine Akupunktur vor und nach dem Embryotransfer – damit ist es nicht getan. Davon kann man allerhöchstens eine kurzfristige Wirkung auf die Gebärmutter und das gute Gefühl der Entspannung erwarten, aber keinesfalls eine erhöhte Qualität der Eizellen.

Die Fortpflanzungsorgane des Mannes

Kleine Jungs kommen einfacher als Mädchen mit ihren Geschlechtsorganen in Kontakt, Hoden und Penis liegen außen und beim Wasserlassen nehmen sie bald täglich »ihr Pimmelchen« in die Hand. Der Penis wird als einzigartige Quelle der Lust zum »besten Stück«.

Glied (Penis)

Das Glied passt in die Scheide wie ein Schlüssel ins Schloss, eine geniale Entwicklung der Natur, wodurch die Spermien leichter im Inneren der Frau platziert und so die Chancen, ein Ei befruchten zu können, wesentlich erhöht werden.

Grundsätzlich weich und biegsam, füllen sich bei der Erektion die schwammartigen Hohlkörper (Schwellkörper) im Schaft mit Blut und werden größer und hart. Alles ist von einer dehnbaren äußeren Haut umgeben, um sich den Größenveränderungen anzupassen. Durch die geniale Wechselwirkung der Flüssigkeit im Inneren und der umgebenden Membranen entsteht die Steifheit des Penisskeletts, wodurch der Geschlechtsverkehr erst möglich wird. Der Penis haftet mit seiner Wurzel fest am Becken, der frei bewegliche Teil trägt am Ende die empfindsame Eichel.

Hoden (Testes)

Die Hoden, die Keimdrüsen des Mannes, wandern schon im Mutterleib aus der Bauchhöhle nach außen in den Hodensack. Klappt das nicht rechtzeitig vor dem fünften Lebensjahr oder gar nicht, können sich die Spermien nicht richtig entwickeln. Denn für ihre normale Entwicklung muss die Hodentemperatur zwei bis drei Grad unter der Körpertemperatur liegen.

Die Hoden sind unglaublich verschwenderisch und produzieren unablässig täglich millionenfach Spermien. Das Ejakulat eines einzigen normal fertilen Mannes würde ausreichen, um alle empfängnisbereiten Frauen in den deutschsprachigen Ländern zu befruchten. Die Hoden sind Keimdrüsen, die neben den Spermien auch Hormone bilden – allen voran Testosteron, das alles steuert, was einen Mann »ausmacht«. Auch die Testosteronproduktion unterliegt einem negativen Rückkopplungsmechanismus, an dem Hypophyse und Hypothalamus beteiligt sind. Niederlagen reduzieren die Spermienproduktion vorübergehend, das Testosteron sinkt bei einem verlorenen Tennismatch ebenso, wie wenn der eigene Präsidentschaftskandidat verliert.[17]

Entwicklung der Spermien

Auch beim Mann entwickeln sich die Urkeimzellen bereits in der sechsten Woche im Mutterleib. Ab der siebten Woche beginnt die Testosteronbildung im Hoden. Feinfühlige Schwangere können diese winzigen Hormonmengen manchmal wahrnehmen und schon erahnen, dass es ein Junge wird.

Erst in der Pubertät entwickeln sich aus den Keimsträngen unzählige Samenkanälchen, die aneinandergereiht unglaubliche 300 Meter lang wären. In diesen Kanälchen sorgt ein Keimepithel ständig für Spermiennachschub. Es reagiert sehr empfindlich auf Störungen jeder Art und kann sich beispielsweise nach Entzündungen bei Mumps schlecht regenerieren. Jeder normal fertile Mann besitzt etwa 1 Milliarde Stammzellen (Spermatogonien) an der Basis dieser Keimschicht, die durch ständige Teilung (Mitose) unermüdlich wellenartig neue Spermien produziert.

Die Reifeteilung (Meiose) der Spermien, in der der Chromosomensatz ebenfalls von zwei auf eins reduziert werden muss, läuft deutlich schneller ab als bei der Frau. Es dauert etwa 64 Tage, bis ein fertiges Spermium entstanden ist. Die Produktion läuft ununterbrochen von der Pubertät bis zum Tod, schwankt jedoch stark – insbesondere bei Revierkämpfen. Ein Fußballspiel oder der Stress mit Kollegen oder dem Chef beeinflussen die Produktion je nach Ausgang der Auseinandersetzungen in die eine oder andere Richtung. Auch der Stress bei der Spermiengewinnung vor einer IVF-Behandlung kann sich negativ auswirken.

Alternative Therapiemaßnahmen wie Vitamineinnahmen, Antioxidantiengaben oder chinesische Heilkräuter können daher frühestens nach drei Monaten eine Wirkung zeigen. Spätestens zwölf Wochen vor einer geplanten Kinderwunschbehandlung sollte ein Mann mit dem Rauchen aufhören und eine gesunde Ernährung anstreben, um wenigstens einer Generation Spermien ausreichend Gelegenheit für eine gute Entwicklung zu geben. Nahrungsergänzungsmittel in dieser Zeit (insbesondere Zink, Vitamin C und Folsäure sowie Antioxidantien) unterstützen sie.

Nebenhoden (Epididymis)

Nach der Ausreifung wandern die Spermien die Samenwege entlang und warten etwa zwei Wochen im Nebenhoden auf ihren Einsatz bei der Ejakulation. Hier reifen sie weiter und werden beweglich. Die Samenkanälchen sind dicht gekräuselt angeordnet, manche Spermien müssen bei der Ejakulation eine sehr lange Wegstrecke von bis zu sechs Metern zurücklegen.

Die Qualität der Spermien trägt sowohl zur Chance auf eine Befruchtung bei als auch zu den Entwicklungschancen des Embryos, schließlich stammt die Hälfte der Chromosomen vom Vater. Es können auch Chromosomenveränderungen bestehen, die für eine reduzierte Fruchtbarkeit verantwortlich sind. Derartige Störungen wie eine balancierte Translokation, bei der sich Chromosomenabschnitte an eine andere Stelle im Chromosomenbestand anlagern, oder Y-Chromosom-Mikrofehler können nur durch zusätzliche genetische Untersuchungen festgestellt werden, nicht jedoch im üblichen Spermiogramm. Und auch am Mann geht das Alter nicht spurlos vorbei: Bei älteren Vätern kommt es selbst mit wesentlich jüngeren Partnerinnen vermehrt zu Fehlgeburten.

Vorsteherdrüse (Prostata)

Die kastaniengroße Prostata (griech. *prostates*, »der, der vorsteht«) liegt unterhalb der Harnblase vor dem Darm, die Harnröhre ist in der Mitte darin eingebettet. In der Vorsteherdrüse wird eine milchige Flüssigkeit gebildet, die etwa zu 30 Prozent zum Ejakulat beiträgt. Da sie alkalisch ist, kann sie das saure Milieu der Scheide neutralisieren und die Spermien länger überleben lassen. Die erste Portion des Ejakulats enthält besonders viel Prostataflüssigkeit, wodurch die darin befindlichen Spermien besser beweglich und langlebiger sind. Das Prostatasekret hat eine 500- bis 1000-mal höhere Konzentration an Zink als das Blut. Ein Zinkmangel wirkt sich daher negativ auf die Fruchtbarkeit des Mannes aus und fördert auch die Entstehung von Wucherungen der Prostata.

Natürliche Befruchtung

Nach dem Eisprung wartet die Eizelle, umgeben von der Kumuluswolke aus Granulosazellen, wie eine schwärmende Bienenkönigin im weiten Teil des Eileiters auf ihre Befruchtung. Die Spermien haben einen langen und beschwerlichen Weg bis zur Eroberung zu überwinden. Bei der Ejakulation landen sie im hinteren Teil der Scheide und müssen nun 13 bis 15 Zentimeter wandern, eine sehr lange Strecke für die 0,06 Millimeter langen Winzlinge. Sie schaffen das trotzdem in zehn Minuten. Für einen erwachsenen Mann wäre das umgerechnet eine Wegstrecke von 5,5 Kilometer. Allein könnten sie das nicht bewältigen, die Gebärmutter hilft ihnen, indem sie sie mittels des Gebärmutterhalses regelrecht ansaugt.

Zudem hat sich um die Eisprungzeit herum der Cervixschleim verändert, ist spinnbar wie Eiklar geworden und ermöglicht dadurch ein Durchkommen. Die Gebärmutter zieht sich zusammen und transportiert die Spermien wie auf einer Rolltreppe zum Eileiter, in dem das Ei wartet. Die Energie ihrer Geiselschwänzchen können die Spermien so für das Eindringen in die Eizelle aufsparen. Auf der Wanderung werden die Spermien durch Sekrete in der Gebärmutter zur endgültigen Reifung gebracht, wodurch die Geiselschwänzchen erst richtig aktiviert und die Spermien damit befruchtungsfähig werden. Von den etwa 200 Millionen ejakulierten Spermien schaffen den weiten Weg zur Eizelle nur einige Hundert. Die meisten werden, da sie ja Fremdkörper darstellen, von den Immunzellen der Gebärmutter vernichtet. Diese stürzen sich vor allem auf die unbeweglichen, die mindestens ein Drittel jedes Ejakulats ausmachen. Die schnellen können derweil, geschützt wie im Fischschwarm vor Haiangriffen, zum Ei gelangen. Die letzten Zentimeter im Eileiter müssen sie selbst schwimmen, wobei sie der Eileiter durch Muskelbewegungen unterstützt. Progesteron beschleunigt die Geiselschläge der Spermien. Damit sie wissen, wohin sie schwimmen sollen, sendet das Ei betörende Lockstoffe aus, ähnlich wie Maiglöckchenduft, die die Spermien mit einer Art Nase (Geruchssensoren) erkennen.

Teamarbeit

Am Ziel angekommen müssen die Spermien die Kumuluszellen mit ihren Geiselschwänzchen regelrecht auseinanderpeitschen. Zu diesem Angriff braucht es Hundertschaften, ein Spermium allein schafft das nicht. Irgendwann gibt die Eihülle nach und das Spermium, das sich gerade an der richtigen Stelle befindet, schafft es nach innen. Die andern ziehen sich wie eine gute Fußballmannschaft zurück und überlassen dem Torschützen den Erfolg. Sie sterben nach wenigen Tagen ab. Dass ein einziges gutes Spermium für ein Kind reicht, gilt nur für eine ICSI, wo ein Spermium in die Eizelle injiziert wird, und ist ansonsten ein Märchen. Befruchtung ist ein wunderbares Beispiel für Teamarbeit.

Die Eizelle lässt natürlicherweise immer nur ein Spermium ein. Dies dringt über kaskadenartig ablaufende Reaktionen zuerst durch die äußeren Schichten bis hin zur Eizelle vor. Wie mit einem magischen Schlüssel öffnet das Spermium das Schloss der Eizelle, ehe die beiden Zellmembranen verschmelzen können. Die äußere Schicht der Eizelle verhärtet sich daraufhin, damit keine weiteren Spermien mehr eindringen können, und schützt gleichzeitig die Entwicklung des Embryos bis zum Blastozystenstadium vor Keimen und Immunzellen.

Kaum eingedrungen schleust das Spermium ein Protein in die Eizelle. Durch diese Imprägnierung wird die zweite Reifeteilung der Eizelle erst vollendet. Diese imprägnierte Eizelle mit zwei Vorkernen darf vom Gesetz her eingefroren werden, da sie noch nicht als Embryo gilt. Haben sich die Chromosomen gepaart, entsteht ein einzigartiges Lebewesen, das dann als Embryo gilt und in Deutschland nur in Ausnahmefällen eingefroren werden darf.

Künstliche Befruchtung?
Eigentlich unmöglich

Jedes Spermium steuert einen Chromosomensatz sowie ein Zentralkörperchen (Centrosom) zum neuen Lebewesen bei. Das männliche Centrosom, ganz der »Macher«, fängt sofort an, das Wichtigste zu organisieren: nämlich den Spermaster, einen sternförmigen Spindelapparat, der die beiden einzelnen Chromosomensätze (Vorkerne) zusammenbringt, womit sich die eigentliche Befruchtung erst vollziehen kann. Eizelle und Spermium kooperieren sofort nach der Vereinigung und jeder bringt mit, was er kann, um einen vollständig funktionierenden Spindelapparat aufzubauen.

Im Grunde ist eine künstliche Befruchtung daher keine wirkliche künstliche Befruchtung, wie der Name suggeriert. Die echte Befruchtung vollführen die beiden Vorkerne weiterhin ohne Hilfe. Selbst bei einer ICSI, wenn ein Spermium in die Eizelle mit einer Pipette eingeschleust wird, vollbringt die Natur das Wesentliche selbst.

Ein neues Leben beginnt

Bereits 24 Stunden nach der Imprägnierung beginnt die Eizelle sich einzuschnüren und zu teilen und wiederholt diesen Prozess der Furchungsteilung immer und immer wieder. Dies geschieht natürlicherweise schon auf der Reise im Eileiter ganz im Verborgenen. Im Embryoskop, einem mit Kameras ausgestatteten Brutkasten, kann man diese ersten Teilungen beobachten und es ist unglaublich faszinierend zu verfolgen, wie sich die Zellen rhythmisch ausdehnen, um sich anschließend wieder zusammenzuziehen und zu furchen. Es erinnert an das Urprinzip von Yin (Zusammenziehen) und Yang (Ausdehnen), einem Wechsel von Gegensätzen. So haben wir alle einmal angefangen, als reines Potenzial aus unseren Eltern. Nach 72 Stunden besteht ein Embryo normalerweise bereits aus acht Zellen, nach 96 Stunden wird er zur maulbeerartigen Morula.

Die Vorgänge im jungen Embryo sind unglaublich dynamisch und bedeuten erstaunliche Umprogrammierungen. Der Embryo muss innerhalb der ersten sechs Tage die weibliche Reifeteilung (Meiose) beenden, seine Programmierung als Geschlechtszelle (von Vater und Mutter) löschen, den eigenen Zelltod (Apoptose) verhindern, die Zellteilung (Mitose) starten, seine Erbinformationen reorganisieren und das Programm starten, damit überhaupt die verschiedenen Körperzellen aus den ersten Zellen entstehen können (Pluripotenz).

In diesem Zeitraum wird der Embryo bei einer IVF üblicherweise in die Gebärmutter zurückgesetzt. Weil ihm die wichtige Passage durch den Eileiter fehlt, schlüpft er nach diesem Transfer oft dorthin zurück. Daher kommen nach einer IVF immer wieder Eileiterschwangerschaften vor, wenn der Embryo nicht rechtzeitig in die Gebärmutter wandert, um sich dort einzunisten.

Energieversorgung des Embryos

Von der mütterlichen Zelle stammen alle Mitochondrien für die Energieversorgung des neuen Lebewesens. Der Embryo hängt bis zur Einnistung völlig von den mitgegebenen, mütterlichen Energiereserven ab. Mit jeder Zellteilung nimmt am Anfang der Pool der Mitochondrien ab, da sich diese noch nicht mitteilen. Ist der Vorrat gering, ist auch der Embryo nicht ausreichend versorgt, um zu überleben und sich einzunisten. Im Embryoskop kann man gut beobachten, wie unterschiedlich sich Teilungen bei Embryonen vollziehen. Am Tag drei haben sich energieschwache Embryonen oft nur zweimal geteilt (sind also Vierzeller), wohingegen energiereiche Embryonen sich im gleichen Zeitraum schon sechs- bis achtmal geteilt haben. Sehr langsame Teilungen können ein Hinweis darauf sein, dass mit den Chromosomen etwas nicht stimmt.

Das vordergründige Ziel einer ganzheitlichen Therapie sollte daher sein, dass sich zuerst die Frau gut und energiegeladen fühlt. Die Eizellen und die Embryonen, als Teil von ihr, profitieren davon. Für Frauen, die ständig fragen, was sie noch tun können, um zu einem Kind zu kommen, und die wie getrieben eine IVF-Behandlung nach der anderen vornehmen, ist es das Wichtigste, erst einmal Energie zu tanken und Ruhe zu finden, damit ihr Körper wieder seinen eigenen Rhythmus finden und ausreichend Kraft aufbauen kann.

Einnistung (Implantation)

Die nächste große Herausforderung auf dem Weg ins Leben stellt die Einnistung dar, auch für die Reproduktionsmedizin. Ist die Blastozyste am fünften bis sechsten Tag (etwa 20. Zyklustag) in der Gebärmutterhöhle angekommen, hat sich diese durch Progesteron und Signale vom Embryo bereits auf den kleinen Gast vorbereitet. Die Gebärmutter und der Embryo müssen sich nun ganz aufeinander einstellen. Um sich einzupflanzen, schlüpft beim »Hatching« der Embryo aus der straffen, schützenden Hülle und schmiegt sich eng an die »Landungsplattformen« (Pinopoden) der Gebärmutterschleimhaut an. Beim »Assisted Hatching«, einem Zusatzverfahren der IVF, wird durch Anritzen der Hülle versucht, dem Embryo das Schlüpfen zu erleichtern. Nur in einem kurzen Zeitfenster von vier Tagen in der zweiten Zyklushälfte (vom sechsten bis zum zehnten Tag nach dem LH-Gipfel) ist die Gebärmutter überhaupt empfangsbereit. Diese Zeit wird als Implantationsfenster bezeichnet.

Ist die Entwicklung der Gebärmutterschleimhaut schon weiter oder langsamer als die Entwicklung des Embryos, verringert dies die Chancen einer Einnistung. Durch hohe Hormonstimulationen bei der herkömmlichen IVF werden die synchronisierten Reifungsvorgänge in Embryo und Gebärmutterschleimhaut desynchronisiert.[18] Normalerweise kann der Embryo bis zu zwei Tage warten, bis das Endometrium sich entsprechend entwickelt hat. Nur das Endometrium kann nicht warten, bis der Blastozyst so weit ist. Die Entwicklung in der Gebärmutter läuft nach einer Hormonstimulation zwei bis vier Tage schneller ab, wodurch das Einnistungsfenster verkürzt und die Chancen auf eine Schwangerschaft verringert werden. Ab einem Entwicklungsunterschied von drei Tagen wird eine Einnistung unmöglich.[19] Die Entwicklung des Embryos zur Blastozyste wird dagegen durch hohe Hormongaben verlangsamt[20], wodurch die zeitliche Synchronisation noch mehr in Schieflage gerät.

Nach der Ankunft muss die Blastozyste nach ihrer bewegten Wanderung durch den Eileiter von der Gebärmutter zuerst ruhiggestellt werden. Danach beginnt der Embryo, aktiv in die Gebärmutterschleimhaut einzuwachsen – die sogenannte Invasion. Verschiedene Schlüssel (Liganden) öffnen fein aufeinander abgestimmt Schlösser (Rezeptoren) in der Gebärmutter, um dies zu bewerkstelligen. Die Gebärmutterschleimhaut reagiert zuerst meist mit einer kurzen Entzündungsreaktion, unterstützt den Embryo jedoch tatkräftig beim Einnisten. Um diese Entzündungsprozesse zu stimulieren, wird im Vorzyklus gelegentlich eine minimale Verletzung der Gebärmutterschleimhaut (Scratching) vorgenommen.

Eine gut aufgebaute, dicke Gebärmutterschleimhaut erleichtert das Überleben des Embryos. Eine Hormonstimulation verändert den Aufbau der Gebärmutterschleimhaut allerdings meist ungünstig.[21] Beim Einnisten spielen auch Oberflächenglykoproteine der Gebärmutterschleimhaut eine wichtige Rolle, die durch Umwelteinflüsse wie ungünstige Ernährung und Toxine stark beeinträchtigt werden können. Auch Schilddrüsenhormone sind beteiligt, weshalb sie weder zu hoch noch zu niedrig sein und am besten auch nicht durch eine Hormonstimulation aus dem Gleichgewicht gebracht werden sollten.

Für eine Implantation ist insgesamt ein gut funktionierendes Immunsystem der Mutter wesentlich. Ein Fötus stellt mit seiner anderen genetischen Ausstattung im Grunde ein fremdes Gewebe dar. Trotzdem wird er normalerweise nicht abgestoßen, sondern erstaunlicherweise toleriert. Wieso der Embryo derartige Privilegien genießt, bleibt bisher ein Geheimnis.

Beim Einwandern in die Gebärmutter sucht der Teil des Embryos, der für die Versorgung zuständig ist, der Trophoblast, schnell Kontakt zu den Blutgefäßen in der Gebärmutter, um an Sauerstoff und Nahrung zu gelangen. Jetzt braucht der Embryo nämlich dringend Energie und Baustoffe, um Nachschub für die regen Teilungsvorgänge in seinem Inneren zu bekommen. Der Trophoblast organisiert sich winzige Hohlräume, indem er die kleinen Arterien der Gebärmutter »anknabbert«. Daraufhin ergießt sich mütterliches Blut in diese Lagunen, in die der wachsende Embryo seine hungrigen Ausläufer steckt und so Nährstoffe holt und Verbrauchtes abgibt. Eine erste Plazenta bildet sich. Die Blutkreisläufe von Mutter und Kind bleiben dabei getrennt.

Die Arterien in der Gebärmutter versorgen diesen Prozess, wachsen und verlängern sich, sodass die Blutzufuhr zum Uterus in dieser Zeit um das Drei- bis Fünffache zunimmt. Bei einer Schwangerschaft stellt sich zudem das gesamte Herzkreislaufsystem der Mutter um. Durch die höhere Blutzufuhr können vermehrt Nährstoffe zum Uterus gelangen. Zu hohe Östrogenmengen wie nach hohen Hormongaben können die Funktion der Blutgefäßwände allerdings stören, woraufhin das

Blut leichter verklumpt. Kommen zirkulierende Antikörper ins Spiel wie beim Antiphospholipidsyndrom (APS), kann es zu verheerenden Störungen kommen. Die Durchlässigkeit der Blutgefäße selbst wird durch eine sogenannte Glykokalyx reguliert, die sich ebenfalls hormonabhängig ändert und durch künstlich erhöhte Hormonspiegel ebenfalls gestört werden kann. Dramatisch kann dies beim sogenannten Überstimulationssyndrom (OHSS) werden (siehe bei den Risiken der IVF).

Eine gute Durchblutung des Unterleibs zu fördern ist das Beste, was man tun kann, um schwanger zu werden und das Kind gesund austragen zu können. Als natürlichstes und angenehmstes Mittel bietet sich hierzu entspannender, befriedigender Sex an. Sicher ist dies leichter gesagt als getan, wenn man sich erst einmal in der Kalenderfalle befindet, das Timing zum Eisprung bestimmend geworden ist und lustvoller Sex nur noch in der Erinnerung besteht. Das partnerschaftliche Leben dem Fernziel Baby unterzuordnen, ist in der Natur nicht vorgesehen. Lust und Fortpflanzung wurden nicht umsonst so eng gekoppelt. Die Blutzufuhr zur Gebärmutter zu erhöhen, ist aber auch ein wichtiger Effekt einer entsprechenden Akupunkturbehandlung, wie Studien belegt haben.[22] Auch eine Ernährungsumstellung und chinesische Heilkräuter können schon vor einer Schwangerschaft das Blut »bewegen« und Blutstaus im Unterleib behandeln.

Wenn alles gut geht, ist am neunten Tag nach Ankunft der Blastozyste in der Gebärmutter die Einnistung vollzogen und erste Spuren des Schwangerschaftshormons Human Chorion Gonadotropin (HCG) können im Blut und im Urin der Mutter nachgewiesen werden. Ein neues Menschenkind hat seine Reise ins Leben begonnen.

Assistierte Reproduktion

Wenn der Kinderwunsch über längere Zeit unerfüllt bleibt, suchen viele Paare die Hilfe von Reproduktionsmedizinern, die die Fortpflanzung mit hormonellen und technischen Mitteln voranzutreiben versuchen. Bei jeder künstlichen Reproduktionsmaßnahme findet die Befruchtung der Eizellen außerhalb des Körpers (extrakorporal) in einer Petrischale statt. Die Befruchtung einer Eizelle in dieser Glasschale (lateinisch: in vitro) wird daher auch als In-vitro-Fertilisation (IVF) bezeichnet. Für eine Befruchtung außerhalb des Körpers müssen die Eizellen aus den Eierstöcken gewonnen werden – dies geschieht durch eine Punktion (»Anstechen«). Mit einer dünnen Punktionsnadel wird durch die Scheidenwand gestochen und eine oder mehrere Eizellen aus dem Eierstock entnommen. In einer Glasschale werden Ei- und Samenzellen anschließend zusammengebracht und nach Befruchtung und Bebrütung zwei bis fünf Tage später mit einem feinen Katheter wieder über die Scheide in die Gebärmutter zurückgegeben (transferiert).

Liegt die Kinderlosigkeit hauptsächlich an der mangelnden Spermienqualität des Mannes, gibt es die Möglichkeit der Intracytoplasmatischen Spermieninjektion (ICSI). Hierbei wird die Eizelle zuerst fixiert und dann mithilfe einer haarfeinen Glaspipette eine einzige Samenzelle injiziert, während bei der einfachen IVF Tausende Samenzellen vorhanden sein müssen, um den Befruchtungsvorgang aus eigener Kraft zu schaffen.

Während die Frau bei der herkömmlichen IVF eine Hormonstimulation durchläuft, hat es der Mann meist leichter. Er kann seine Samen durch Masturbation gewinnen, entweder zu Hause oder in einem separaten Raum der Kinderwunschklinik. Für einige Männer ist dies trotzdem schwieriger zu bewerkstelligen als eine Punktion. Manchmal müssen die Samen in einem chirurgischen Eingriff (eine sogenannte TESE) aus dem Hoden gewonnen werden.

IVF und ICSI

In kaum einem Feld der Medizin gibt es so wenige wissenschaftliche Grundlagen wie in der Reproduktionsmedizin. So existieren kaum evidenzbasierte Studien, die zeigen, wer eine IVF erhalten sollte und wann. Weder die Amerikanische Gesellschaft für Reproduktion (ASRM) noch die Europäische Gesellschaft für menschliche Fortpflanzung und Embryologie (ESHRE) haben daher bisher Richtlinien zur Anwendung der Methoden aufgestellt. IVF und auch ICSI werden trotzdem immer schneller auch bei Paaren mit nur leicht verminderter Fruchtbarkeit durchgeführt, bei denen Warten und ein paar veränderte Verhaltensmuster allein schon helfen würden. Namhafte Wissenschaftler geben zu bedenken, dass die IVF-Zentren sehr davon profitieren, möglichst viele Paare für eine IVF oder ICSI zu gewinnen.[23]

Die Retortenbefruchtung, die vor 40 Jahren noch eine Sensation darstellte, ist mittlerweile zur Routine und zum profitablen Geschäft geworden. Weltweit wird sie täglich in zahlreichen Reproduktionszentren wie am laufenden Band durchgeführt. Die Arbeiten im Labor sind optimiert und wirken standardisiert, hängen aber im Detail auch von dem geschickten Händchen der Embryologen ab, vor allem, wenn die Spermien in die Eizelle injiziert werden, wie bei der ICSI.

Die Hormonstimulation

»Ich wollte alles richtig machen und nichts dem Zufall überlassen. Ich recherchierte lange, bis ich die ›richtige‹ Kinderwunschklinik gefunden hatte. Zwei Monate später hatten wir dort einen Termin. Es ist verwunderlich, aber ich kann mich kaum an meine Gefühle erinnern, mit denen ich die Klinik betrat, wahrscheinlich war es große Hoffnung. Was danach kam, überlagerte alles Positive. Ich weiß nur, dass uns Diagramme mit unterschiedlichen Wahrscheinlichkeiten gezeigt wurden, dass wir Erfolgs- und Misserfolgsgeschichten hörten und dass natürlich die geplante Vorgehensweise für unseren Fall erläutert wurde. Die Diagnose Endometriose und der AMH-Wert von 0,01 wurden uns als gewaltige Stolpersteine dargestellt, dennoch bestand unser Plan darin, so viele Blastozysten, also fünf Tage alte Embryonen, wie nur möglich zu bekommen.

Der Plan war zwar gut, die Realität sah nur leider anders aus. Eine maximale Stimulation erfolgte und im Ergebnis wurden drei Eizellen punktiert, zwei davon ließen sich befruchten. Da ich noch völlig unerfahren auf diesem Gebiet war, fand ich das Ergebnis super. Der Schwangerschaftstest fiel jedoch negativ aus. Angst und Enttäuschung setzten bei uns ein. Auch der behandelnde Professor war mit dem Ergebnis überhaupt nicht zufrieden. Zum einen, weil der Test negativ ausfiel, und zum anderen, weil die gewünschte Anzahl an Eizellen und folglich auch Blastozysten ausblieb. Es lief nichts nach Plan, die ›Maschine‹ – mein Körper – wollte nicht so, wie sie sollte, und damit wurden wir zu Problempatienten.« So berichtete Christine über ihre Erfahrung mit einer hormonstimulierten IVF.

Warum 25 Prozent der Patientinnen nach dem ersten (erfolglosen) Behandlungszyklus den Kinderwunsch lieber aufgeben, als sich noch einmal einer künstlichen Befruchtung zu unterziehen, liegt meist nicht an der IVF selbst, sondern an den Nebenwirkungen der Hormonstimulation, die einer herkömmlichen IVF vorausgeht. Ihr Ziel ist es, die Eierstöcke zu überlisten und mehr als nur eine Eizelle pro Monat heranreifen zu lassen. Durch Follikelstimulierende Hormone (FSH) wird die ganze Kohorte der natürlich gebildeten Eibläschen angeregt, weiterzuwachsen – und damit Follikel, die von Natur aus eigentlich nie dazu vorgesehen waren.

Die stimulierenden Medikamente müssen täglich in den Muskel oder unter die Haut gespritzt werden. Viele Frauen kostet es große Überwindung, sich täglich über etwa zehn Tage Spritzen zu setzen, aber ihr großer Wunsch nach einem Kind lässt sie durchhalten. Durch den Dosierungsstift, den sogenannten Pen, wird es etwas leichter und die Hormongabe kann genauer festgelegt werden. Ein IVF-Zyklus bleibt aber in jedem Fall ein aufwendiges Prozedere. Eine 40-jährige Kinderwunschpatientin berichtete: »Die Verabreichung der Medikamente hat mich völlig überfordert. Ständig war ich unsicher, ob ich auch alles richtig gemacht hatte. Es stand so viel auf dem Spiel, die Medikamente waren so teuer. Ich wusste nicht mehr, ob meine Symptome Nebenwirkungen oder nur Stresssymptome waren. Die Unsicherheit hat mich oft googeln lassen – nicht fragen. Beim Arzt ging alles so schnell, da war keine Zeit für Fragen.«

Bei einer herkömmlichen IVF wird die Follikelreifung also von außen gesteuert und die natürlichen, fein abgestimmten Rückkopplungsschleifen werden außer Kraft gesetzt. Sie können sicherlich erahnen, dass dieses Kontrollieren des Zyklus in vielen Fällen eine Illusion darstellt und der Erfolg eher von komplexen Reaktionsmustern der Eierstöcke und des gesamten Körpers der einzelnen Patientin abhängt. Dies wird Fachleuten und Betroffenen seit einigen Jahren immer klarer.

Dazu das Beispiel von Julia: »Mein Zyklus wurde bis zur künstlichen Befruchtung stillgelegt und im Januar 2012 hatten wir unsere erste IVF. Irgendwie hatten wir uns wohl vorgestellt, dass es doch einfach sein müsste, ein Kind zu bekommen, wenn die Natur ausgeschaltet ist, aber ich wurde nicht schwanger. Da ich schon sehr hoch stimuliert wurde, trotzdem aber kaum Eizellen entnommen werden konnten, wurde uns eine ICSI empfohlen. Wieder wurde der Zyklus stillgelegt und anschließend sehr hoch stimuliert. Trotzdem konnte nur eine Eizelle entnommen werden und nach Rückgabe bekam ich eine heftige allergische Reaktion, bei der das gesamte Gesicht anschwoll.«

Die verwendeten Medikamente

Um das Therapie-Zwischenziel, möglichst viele Eizellen zu gewinnen, zu erreichen, braucht man Hormone, die die Eierstöcke dazu bringen, mehr als nur eine Eizelle zu produzieren. Dafür gibt es unterschiedliche Mittel.

Stimulierungshormone, Gonadotropine

Am häufigsten wird derzeit das Hormon Follitropin alpha (Präparate sind beispielsweise Gonal F oder Puregon) verwendet. Das Medikament ist wie der entsprechende körpereigene Botenstoff, das Follikelstimulierende Hormon (FSH), aufgebaut, der normalerweise in der Hirnanhangsdrüse gebildet wird und die Eierstöcke anregt, Follikel heranreifen zu lassen. Mittlerweile kann dieses Hormon im Labor gentechnisch aus den Ovarzellen von Chinesischen Hamstern hergestellt werden.

Das humane Menopausengonatropin oder Menotropin (hMG, Präparate sind Menogon, Merional und Menopur) war das erste Hormon, das zur Follikelstimulation verwendet wurde. Da es überwiegend aus dem Urin von Frauen (früher meist Nonnen) in der Postmenopause gewonnen wird, besteht es aus einer Mischung von FSH und LH (Luteinisierendes Hormon). Es wird weiterhin verwendet, da es in manchen Studien höhere Schwangerschaftsraten ergab, führte jedoch auch zu 20 Prozent höheren Raten an Mehrlingsschwangerschaften.

Das Luteinisierende Hormon (LH) ist ein Botenstoff, der im Körper ebenfalls von der Hirnanhangsdrüse ausgeschüttet wird und dessen Spiegel im Blut beim natürlichen Zyklus vor dem Eisprung steil ansteigt. Durch LH werden die letzten Reifungsschritte in der Eizelle ausgelöst. Das LH Lutropin alpha wird heute ebenfalls gentechnisch hergestellt (wie im Präparat Luveris) und wird in Kombination mit FSH (wie Pergoveris) angeboten. Es wird in manchen Behandlungszyklen verwendet, um die Embryoqualität zu verbessern.

Corifallotropin alpha (Präparat Elonva) ist ein lang wirksames FSH und kann deshalb als einmalige Depotspritze verabreicht werden. Es wird ebenfalls gentechnisch aus den Ovarialzellen des Chinesischen Hamsters hergestellt.

Mittels der sogenannten Auslösespritze, 36 Stunden vor der Eizellentnahme verabreicht, wird der Eisprung ausgelöst und die letzten Reifungsschritte angestoßen. Da HCG (Human Chorionic Gonadotropin) dem LH sehr ähnlich ist, sich an die gleichen Rezeptoren bindet, aber eine wesentlich längere Halbwertszeit hat, wird es zum Auslösen des Eisprungs (Ovulationsinduktion) verwendet. Das Schwangerschaftshormon (HCG) wird natürlicherweise nur von der Plazenta gebildet. Es gibt allerdings HCG-Präparate, die aus Urin gewonnen (wie Brevactid, Predalon) oder gentechnisch hergestellt (wie Otrivelle) werden. Die lange Halbwertszeit ist auch der Grund, warum HCG nach Fehlgeburten noch bis zu vier Wochen im Blut nachgewiesen werden kann. Manchmal wird es noch zweimal nach dem Eisprung zur Gelbkörperunterstützung nachgespritzt. Danach muss mit dem Schwangerschaftstest im Blut mindestens zehn Tage gewartet werden, sonst gibt er fälschlicherweise positive Werte an. Ansonsten bedeutet ein positiver HCG-Test immer, dass eine Einnistung stattgefunden hat.

Neben dem Spritzen gibt es auch die Möglichkeit, die Eierstöcke mit Tabletten zu einer Mehrproduktion anzuregen. Clomifen (Präparate sind beispielsweise Clomhexal, Dyneric, Clom50) ist ein seit Langem verwendetes Mittel, das üblicherweise vom fünften bis neunten Zyklustag als Tablette eingenommen wird. Es modifiziert selektiv die Östrogenrezeptoren im Gehirn, wirkt wie ein Antiöstrogen und gaukelt der Hirnanhangsdrüse so vor, dass zu wenig Östrogen im Körper vorhanden sei. Diese schüttet dann vermehrt FSH und LH aus, um die Eierstöcke zur Mehrproduktion anzuregen. Auf diese Weise wird ebenfalls der natürliche Rückkopplungskreislauf manipuliert, jedoch entstehen meist nur einige wenige zusätzliche Follikel, es ist also eher eine milde Stimulation. Auch dieses Präparat sollte nie ohne Ultraschallkontrolle verabreicht werden, da viele Mehrlingsschwangerschaften darauf zurückzuführen sind.

Nach der chinesischen Medizin führen all diese Stimulationshormone zu einem Ungleichgewicht von Yin und Yang, da sie das Yang »pushen« und die Essenz angreifen. Sie sollten extrem vorsichtig bei Yin-Mangel verwendet werden, erkennbar an einer Neigung zu Nachtschweiß, Trockenheitsgefühle, fehlendem Cervixschleim und roter, angespannter Zunge ohne Belag.

Downregulation

In einem fein rückgekoppelten Regelkreis zur Steuerung des Eisprungs und des weiblichen Zyklus überhaupt werden vom Zwischenhirn pulsartig alle 60-90 Minuten sogenannte Gonadotropin Releasing Hormone (GnRH) ausgeschüttet. Diese stimulieren die Hirnanhangsdrüse, das Follikelstimulierende Hormon (FSH) auszuschütten.

Damit nichts dem Zufall überlassen bleibt und die Eizelle zum gewünschten Zeitpunkt nach Programm entnommen werden kann, wird die natürliche hormonelle Steuerung des Eisprungs in der Hirnanhangsdrüse durch eine sogenannte Downregulation außer Kraft gesetzt. Die den Eisprung unterdrückenden Hormone werden durch Spritzen unter die Haut oder durch ein Nasenspray verabreicht.

Dazu eine Patientin: »Das Nasenspray musste ich dreimal täglich anwenden. Beim Hochpumpen in die Nase verspürte ich ein Kribbeln. Danach fühlte sich mein Hirn wie betäubt an, ähnlich wie nach einer Spritze beim Zahnarzt. Aber das war nicht das einzig Negative. Der bittere, widerliche Geschmack im Mund hielt länger an. Täglich wurde ich von meinem Körper daran erinnert, dass ich ihn traktierte und zur Weißglut brachte. Denn plötzlich bekam ich unvermittelt Hitzewallungen; ein albtraumartiges Gefühl, als ob ich in einem engen Skianzug in der Sauna sitzen würde. Ich wäre am liebsten aus der Haut gefahren und auf einmal war mir grundlos zum Heulen zumute. Der Widerstand, das Spray anzuwenden, erforderte eine immer größere Überwindung.«

Zur Downregulation werden Agonisten oder Antagonisten eingesetzt. GnRH-Agonisten oder GnRH-Analoga wirken wie das körpereigene GnRH. Sie docken an den entsprechenden Rezeptoren der Hirnanhangsdrüse an, worauf FSH oder LH ausgeschüttet wird (Flare-up-Effekt). Nach drei bis vier Tagen jedoch wird die Ausschüttung blockiert, da das Medikament nicht pulsartig, sondern kontinuierlich gegeben wird – als Depotspritze wie bei Enantone, Gyn Depot Zoladex, Decapeptyl oder als Nasenspray wie bei Synarela. Die FSH-Ausschüttung wird aufgrund dieser Dauerstimulation gehemmt. Die Wirkung setzt also nicht sofort ein, sondern erst nach etwa zehn

Tagen, wenn die natürlichen Kommunikationswege des Körpers weitgehend geblockt sind. Dies war zumindest lange die gängige Meinung, bis entdeckt wurde, dass GnRH auch außerhalb des Regelkreises Hypothalamus / Hypophyse wirkt.

GnRH-Antagonisten (wie in Orgalutran oder Cetrotide) docken an den gleichen Rezeptoren an der Hypophyse an, blockieren diese aber sofort. Die Wirkung setzt daher schneller ein und kann somit auch zur kurzfristigen Unterdrückung des Eisprungs genutzt werden – als »Verzögerungsspritze«.

Diese wirkt sich aber negativ auf die Aufnahmebereitschaft der Gebärmutterschleimhaut aus.[24] Denn es wurde entdeckt, dass GnRH eine weitaus breitere Wirkung auf die Fortpflanzung hat als zuvor angenommen, da Rezeptoren in der Gebärmutterschleimhaut, im Follikel, im sich entwickelnden Embryo und in der Plazenta gefunden wurden.[25] Tierversuche haben Bedenken geschürt, nach denen die Downregulation mit GnRH-Antagonisten schädliche Einflüsse auf die Entwicklung des Embryos und auf die Einnistung habe.[26] Diese Ergebnisse konnten beim Menschen jedoch bisher nicht bestätigt werden.

Auch Clomifen (Präparate wie Clont) beeinträchtigt durch die hohen Östrogenwerte die Entwicklung der Gebärmutterschleimhaut und verkleinert damit das Implantationsfenster. Clomifen verstärkt nach der chinesischen Medizin einen bestehenden Yin-Mangel, beobachtbar unter anderem daran, dass sich der spinnbare Cervixschleim verändert, indem er trockener wird und für Spermien schwerer zu durchdringen ist.

Die Behandlungsprotokolle

Die verschiedenen »Fahrpläne«, die beschriebenen Medikamente zu kombinieren, werden Behandlungsprotokolle genannt. Dazu Christine über ihre Erfahrungen mit der IVF: »Nun mussten wir wieder drei Monate abwarten, in der Zwischenzeit zogen wir aus Berufsgründen um. Die bisherige Praxis hat uns eine andere Klinik empfohlen, wo wir dann im Mai unseren dritten Versuch starteten. Neue Klinik, neues Glück, leider jedoch dieselben Muster. Wieder wurden wir in die Schublade mit dem langen Protokoll und der maximalen Stimulation geschoben. Aber es gab auch Positives, denn der neue Arzt war nicht so besessen von den Blastozysten und deren Mengen, somit waren die Anforderungen an meinen Körper niedriger, was die Psyche ein wenig entlastete. Mein Leben bestand nur noch aus dem Spritzen und Inhalieren von Hormonen, Ultraschalluntersuchungen und der Blutabnahme. Ich sah wie ein Junkie aus, die Arme und der Bauch waren mit blauen Flecken übersät. Es gab Momente, wo ich mit einer Spritze in der Hand und Tränen in den Augen dasaß und mich selbst bemitleidete, aber diese Momente waren eher die Ausnahme.«

Langes Agonistenprotokoll

Dies stellt das aggressivste Behandlungsprotokoll dar. Dabei wird oft die Anti-Baby-Pille verordnet, deren Einnahme Kinderwunschpatientinnen verständlicherweise eine besonders große Überwindung kostet. Dazu beginnt überlappend noch vor der Regelblutung zwischen dem 21. und 23. Tag eine Downregulation mit lang wirksamen GnRH-Analoga – die Pille soll derweil die Bildung von Zysten unterdrücken, die sich durch die Einnahme der GnRH-Analoga sonst bilden können. In dieser Zeit treten häufig Symptome eines Östrogenmangels mit Hitzewallungen, Schlafstörungen und Ähnlichem auf. Beim ultralangen Protokoll wird sogar über vier bis sechs Vorzyklen downreguliert.

Nun beginnt die eigentliche Stimulation mit FSH-Präparaten über etwa zehn Tage. Die sich bildenden Follikel produzieren Östrogen, dessen Spiegel im Blut genau kontrolliert werden muss, ebenso wie die Größe der Follikel. Ist der größte Follikel auf 16 bis 22 Millimeter angewachsen, wird nicht weiter stimuliert. Dann muss die Patientin die Auslösespritze setzen, die die letzten Phasen der Zellreifung anregt und die Eizelle im Follikel auf den Eisprung (in diesem Fall die Eizellentnahme) vorbereitet.

Der gesamte Vorgang kann bis zu sechs Wochen dauern, in denen sich alles nur um die Behandlung und die Stimulation dreht, mit vielen Arztbesuchen und Blutabnahmen. Überstimulationssyndrome (ich komme darauf noch genauer zu sprechen) sind bei diesem Protokoll besonders häufig und manchmal wird die Funktion der Eierstöcke durch die Downregulation so stark unterdrückt, dass gar keine Follikel mehr gebildet werden und die Regel vorrübergehend aussetzt, denn die Downregulation setzt auch noch über die Eizellentnahme hinaus die Regelkreise außer Kraft. Trotzdem wird dieses Protokoll am häufigsten verwendet, da es den Zyklus für das IVF-Zentrum besonders gut planbar macht.[27]

Einschlägige Erfahrungen mit dem Langen Antagonistenprotokoll hat auch Lena gemacht, bei der schon am 21. Tag im Vorzyklus die Downregulation begonnen worden war: »Die Ärzte hatten jedoch nicht mehr kontrolliert, ob der Eisprung tatsächlich schon stattgefunden hatte. Da das nicht der Fall war, entwickelten sich zahlreiche Zysten. Gnadenlos war trotzdem weiter stimuliert worden und man hat mit der Auslösespritze extrem lange gewartet, damit die Ernte an großen Follikeln möglichst reich ausfalle. Von den 16 entwickelten Follikeln konnten nur neun Eizellen punktiert werden, wovon sich keine befruchten ließ. Dies lag daran, dass sich während des Wartens auf die Auslösespritze schon Progesteron gebildet hatte.« Lena brauchte viele Monate, um sich nach dieser Stimulation wieder zu regenerieren und Mut zu fassen, es noch mal zu versuchen.

Kurzes Protokoll

Beim Kurzen Protokoll wird auch zuerst downreguliert, es wird damit aber später begonnen. Erst ab dem dritten Tag der Regelblutung werden kurzwirksame GnRH-Analoga gegeben, manchmal zeitgleich mit der Stimulation. Die Eierstöcke bekommen so noch eine extra Dosis FSH ab (der Flare-up-Effekt), da ja die Agonisten zunächst FSH freisetzen. Die GnRH-Analoga müssen täglich als Spritze oder Nasenspray gegeben werden. Während der Einnistungsphase entfalten sie keine Wirkung mehr. Die Behandlungsdauer ist insgesamt weniger lang und aufwendig, die Ergebnisse aber tendenziell schlechter als im Langen Protokoll.

Antagonistenprotokolle

Die Downregulation mit Antagonisten beginnt erst vier bis fünf Tage nach der FSH-Stimulation. Antagonisten können auch zur Verzögerung des Eisprungs verwendet werden. Beim Münchner Protokoll wird vorher noch mit Clomifentabletten stimuliert und für eine kurze Zeit FSH gespritzt. Bei diesen Protokollen wird die körpereigene Stimulation weniger lang unterdrückt.

Neue Behandlungsschemata wurden häufig ohne wissenschaftliche Kontrolle eingeführt und Langzeitfolgen nicht einmal in Betracht gezogen. Schon 1996 wurde die Entwicklung hin zu immer längeren und teureren Stimulationen von Sir Robert Edwards, Nobelpreisträger und »Vater« des ersten Retortenbabys infrage gestellt. »Können wir den immensen Aufwand und die hohen Kosten solcher langen, von Pharmainteressen getriebenen Behandlungen vermeiden?«, fragte sich der Pionier der IVF bereits 1996.[28] Lange, komplizierte Stimulationsprotokolle erleichtern natürlich die Organisation einer IVF-Klinik und machen den Zyklus der Patientinnen kontrollierbarer. Das Hauptinteresse sollte nach Meinung Edwards aber zuallererst immer noch beim Wohl der Patientin liegen.

Kritische Fragen zur Hormonstimulation

Was bringt die hormonelle Stimulation?

»Ich habe mich völlig fremdgesteuert gefühlt, ohne Kontrolle darüber, was in meinem Körper passiert«, so schrieb Katharina nach einer hormonstimulierten IVF. Schon der eben zitierte Sir Robert Edwards warnte vor den schädlichen Auswirkungen hoher Hormonstimulationen für die Gesundheit der betroffenen Frauen. Erste Berichte von Zusammenhängen zwischen Hormonstimulation und Eierstockkrebs als möglicher Langzeitfolge beunruhigten ihn sehr. Auch die vielen Mehrlingsschwangerschaften mit ihren hohen Komplikationsraten sowie den extremen Anforderungen an die jungen Eltern sollten seiner Ansicht nach vermieden werden.

Die Zahl der Follikel nahm im Laufe der Jahre ständig zu. Möglichst viele Follikel wurden immer mehr zum »Therapieziel«, Quantität statt Qualität. Mehr Eizellen sollten zu mehr Embryonen führen, um die hochwertigsten auswählen zu können – in der Mehrzahl der Fälle wird auch heute noch so argumentiert.

»Wollen Sie wirklich auf eine höhere Chance durch mehrere gewonnene Eizellen verzichten?«, wird oft gefragt, wenn sich eine Frau nach sanfteren Behandlungsvarianten erkundigt. Die natürliche Körperlogik funktioniert jedoch anders: Werden mehr als 15 oder 16 Eizellen gewonnen, sinkt die Chance auf eine Schwangerschaft.[29] Laut statistischen Modellen würden viel höhere oder gleichbleibende Schwangerschaftsraten erwartet. Lebende Organismen folgen jedoch anderen Gesetzen als mathematische Modelle.

Um die reale biologische Effizienz der herkömmlichen IVF-Zyklen zu untersuchen, ist es wichtig, das Verhältnis von ausgetragenem Baby pro gewonnener Eizelle zu ermitteln. Eine derartige Auswertung veröffentlichte 2009 die Yale University. Rückblickend wurden die Ergebnisse von 572 hormonstimulierten IVF-Zyklen ausgewertet, bei denen 7213 Eizellen gewonnen worden waren. In die Auswertung flossen auch Eizellspenden ein, wie sie in Deutschland derzeit noch verboten sind. Insgesamt wurden 2252 Embryonen transferiert, was einer Verwendbarkeit der Eizellen von 31,2 Prozent entspricht. 262 Babys wurden geboren und 64 weitere Geburten zum Zeitpunkt der Veröffentlichung noch erwartet. Letztlich war aus 4,6 Prozent der Eizellen ein Baby entstanden. Wurden die Gruppen genauer unterteilt, lag die höchste Rate (6,8 Prozent) bei den gespendeten Eizellen und die niedrigste erwartungsgemäß bei Frauen über 40 (1 Prozent).[30]

Dass mehr Eizellen nicht besser sind, ergab eine ebenfalls rückblickende Untersuchung mit 933 Paaren, bei denen die Polkörperchen bei einer ICSI untersucht worden waren. Wurden in der Gruppe der unter 35-Jährigen »nur« ein bis fünf Eizellen gewonnen, lag die Rate der fehlerhaften Chromosomen bei 23 Prozent; wurden sechs bis zehn Eizellen gewonnen, bei 35 Prozent und bei mehr als zehn Eizellen hatten über 51 Prozent Chromosomenfehler.[31] Daraus kann man schließen: Je mehr Eizellen gewonnen werden, desto höher ist die Anzahl der Chromosomenfehler. Eine prospektive holländische Studie forderte 2006 das eherne Gesetz des »Mehr ist besser« heraus und stellte ebenfalls fest, dass bei geringerer Stimulation zwar weniger Eizellen, dafür aber auch weniger Chromosomenfehler entstehen.[32]

Die meisten Frauen beginnen die Behandlung ganz optimistisch. In den Erstgesprächen werden Hoffnungen genährt und das lang ersehnte Glück in Reichweite gebracht. Die höheren »Gewinnchancen« und die Aussicht, schnell ans Ziel zu kommen, erscheinen vielen Patientinnen so überzeugend, dass sie sich für eine Hormonstimulation entscheiden. So auch Klara: »Vor der ersten ICSI fragte ich den Arzt, ob es nicht mit einer Eizelle, die natürlich heranreift, auch machbar sei. Seine Antwort war kurz und knapp: ›Das bringt nichts.‹ Ich hatte Vertrauen und dachte mir, der wird schon wissen, was er tut ... Trotz der Strapazen der Stimulation konnten nur drei Eizellen gewonnen werden, wovon sich nur zwei befruchten ließen, aber nicht weiterwuchsen. Beim zweiten ICSI-Versuch mit neuer Medikamententaktik waren es dann 21 Eizellen, sieben Befruchtungen, die den Arzt ›an einen zusammengeworfenen Haufen Restzellen‹ erinnerten. Diese Aussage tat mir besonders weh. Ich fühlte mich durch meine Spritzerei daran mitschuldig. Ein schöner Embryo wurde mir transferiert, aus einer Eizelle, die wohl auch ohne Stimulation in mir gewachsen wäre. Die Hormone haben ganz im Gegensatz zur Meinung des Arztes nichts gebracht außer Schmerz und Trauer.«

Trotz aller technischen Entwicklungen stagnieren die Schwangerschaftsraten pro angefangenem Stimulationszyklus seit Jahren zwischen 20 und 30 Prozent. So wurde immer offensichtlicher, dass ein zentrales Element der herkömmlichen IVF, die Hormonstimulation selbst, einen schädigenden Effekt auf die Entwicklung der Eizelle, den Embryo, die Aufnahmebereitschaft der Gebärmutterschleimhaut und das Geburtsgewicht hat.[33]

Viele Frauen sind bereit, alles über sich ergehen zu lassen und das Letzte zu geben. Sie möchten sich später nicht vorwerfen müssen, nicht alles versucht zu haben. Bedenken werden von den behandelnden Ärzten gern kleingeredet. Doch letztlich geht kaum eine Frau völlig ohne Nebenwirkungen aus einer Hormonstimulation heraus, und sei es nur die Gewichtszunahme, die oft nicht mehr rückgängig zu machen ist. Man muss sich fragen, ob durch das Ziel, die Natur des weiblichen Körpers zu kontrollieren und möglichst viele Eizellen zu produzieren, langfristig nicht mehr Probleme geschaffen als gelöst werden.

Man sollte sich auch nicht von Statistiken blenden lassen, die Schwangerschaftswahrscheinlichkeiten statt reale Ergebnisse angeben. In einer prospektiven Lübecker Studie von 2004 zum Beispiel lagen die tatsächlichen Schwangerschaftsraten nach vier Behandlungszyklen bei 31,2 Prozent, rechnerisch waren 53,3 Prozent erwartet worden.[34] Fantastische Statistiken mit Schwangerschaftswahrscheinlichkeiten von 95 Prozent bei neun Versuchen lassen manche Frauen sehr lange durchhalten, wie etwa Louisa, die mit 20 hormonstimulierten ICSIs extrem lange mitgemacht hatte, ehe sie von einem Arbeitskollegen überredet wurde, mich zu konsultieren. Mittlerweile 43 Jahre und weiterhin kinderlos, kannte sie sich selbst nicht mehr, so ausgebrannt und emotional labil war sie geworden. »Sie müssen nur oft genug stimulieren, dann werden Sie, wie die (errechnete) Statistik zeigt, schon schwanger«, das war die immer gleiche Aussage des Reproduktionsmediziners auf ihre Fragen gewesen.

Einmal ein positiver Schwangerschaftstest – das wirkt ähnlich wie ein kleiner Gewinn am Roulettetisch und lässt viele weitere Einsätze tätigen. Wohlhabende, ehrgeizige Selbstzahlerinnen sind besonders gefährdet für derartige Erfolgsversprechungen.

Welche Nebenwirkungen haben die Hormone?

»Wir erhielten den Behandlungsplan, holten die Medikamente und steckten schon mitten in unserer Kinderwunschbehandlung. Die Medikamente schlauchten sehr. Meine Leberwerte wurden schlechter (ich hatte schon vorher aufgrund der Pille mit der Leber starke Probleme). Hitzewallungen, Schüttelfrost, Kopfweh und so weiter waren an der Tagesordnung«, sagt Melanie.

Die Nebenwirkungen der Stimulationshormone tragen zur hohen Belastung bei, die eine IVF beziehungsweise ICSI für Kinderwunschpatientinnen ohnehin darstellt. Sie sind abhängig von der Menge der Hormonspritzen und dem Stimulationsprotokoll, aber auch von Patientin zu Patientin unterschiedlich. Manche merken wenig oder auch gar nichts. Andere Frauen fühlen sich nach den Spritzen wie ein »Hormonzombie«. Am häufigsten treten Hitzewallungen, Bauchschmerzen und Spannungsgefühle im Unterleib auf, aber auch Kopfschmerzen, Stimmungsschwankungen, Schlafstörungen, Übelkeit, Schwindel und Sehstörungen bis hin zum Schlaganfall kommen vor. Bei mancher Patientin war das Ausbleiben der Regelblutung leider nicht durch eine Schwangerschaft bedingt, sondern durch das vorzeitige Einsetzen der Wechseljahre – ein Schock für die Betroffenen. Der Zyklus normalisiert sich nach einigen Monaten glücklicherweise meist wieder. Auch eine Gewichtszunahme nach einer Stimulation ist sehr häufig und kann zehn oder auch zwanzig Kilo ausmachen, wobei es meist stufenweise nach jeder Stimulation aufwärtsgeht.

Das Überstimulationssyndrom (OHSS) ist ebenfalls eine nicht seltene Nebenwirkung. Im Grunde ist eine Überstimulation das Therapieziel. Bei 10 bis 30 Prozent der Patientinnen kommt es jedoch etwa vier bis fünf Tage nach der Auslösespritze mit HCG und der Eizellentnahme zum sogenannten Überstimulationssyndrom.

Eine milde Überstimulation (OHSS I) mit stark vergrößerten Eierstöcken, gespannter Bauchdecke, Übelkeit, Erbrechen und Durchfall wird meist als normal betrachtet. Ob ein OHSS auftritt und in welcher Stärke, ist abhängig von der Zahl der Follikel und dem basalen AMH. Behandelt werden die »leichten« Beschwerden des OHSS I mit Schmerzmitteln, vermehrter Flüssigkeitszufuhr und reichlicher Eiweißgabe. Anstrengung sollte vermieden werden, aber leichte Bewegung betrieben, um eine Thrombose zu vermeiden.

Gehört man zu den 0,25 bis 2 Prozent der Patientinnen[35], bei denen es neben starken Schmerzen auch noch zu Wassereinlagerungen im Bauchraum, im Herzbeutel und im Lungenzwischenraum kommt, dazu starke Übelkeit, Erbrechen, Kurzatmigkeit und fehlende Harnausscheidung, kann ein stationärer Aufenthalt erforderlich werden.

Die Risikofaktoren einer Kinderwunschbehandlung sollten von verantwortungsbewussten IVF-Zentren im Vorfeld abgeklärt werden. Außerdem muss auf erste Anzeichen sofort reagiert werden. Leider kommen jedes Jahr dennoch schwere Überstimulationen vor. In Deutschland tritt pro Jahr bei etwa 125 Frauen ein schweres Überstimulationssyndrom dritten Grades auf, weltweit in etwa 5000 Fällen, vor allem bei langen Stimulationsprotokollen mit GnRH-Agonisten.[36] Jeder einzelne Fall ist zu viel und könnte vermieden werden. Besonders gefährdet sind Frauen mit Polyzystischen Ovarien (PCO), mit extrem hohen AMH-Werten und diejenigen, die auf die Stimulation hin besonders viele Eizellen (mehr als 15) produzieren. Dazu kommt die Verharmlosung, wie sie nach wie vor viele Ärzte betreiben. »Sie sind einfach unsere beste Bruthenne.« Diesen Kommentar der Ärztin eines Kinderwunschzentrums auf ihre Beschwerden nach der Punktion von 43 Follikeln fand eine Patientin besonders verletzend.

Normalerweise klingt ein OHSS rasch wieder ab, es wird

aber beim Eintreten einer Schwangerschaft oft verstärkt und verlängert. Manche werdende Mutter hat nach einer IVF oder ICSI daher schon die ersten Wochen ihrer Schwangerschaft im Krankenhaus verbracht. Um dies zu vermeiden, frieren die Reproduktionszentren heute oft alle Embryonen ein (freeze all), falls sich bei einer Patientin ein OHSS ankündigt, um zwei bis drei Monate später einen Transfer durchzuführen, wenn es ihr wieder besser geht. Auch durch eine sorgfältige Kontrolle der Hormonwerte während der Stimulationsphase und eine frühzeitige Reduktion der Hormongaben kann einem OHSS vorgebeugt werden.

Was tun bei OHSS?

Absolute Bettruhe muss nicht sein. Im Liegen sollten die Beine hochgelagert werden. Leichte Bewegung ist günstig. Kaffee, Nikotin und Alkohol ebenso wie Sex sollten vermieden werden. Es sollten bei sich ankündigendem OHSS bis zu fünf Liter elektrolythaltige Flüssigkeit (beispielsweise Gemüsebrühe) getrunken und eiweißreiche Kost (zum Beispiel Hüttenkäse oder Quark) gegessen werden. Zweimal täglich wiegen – sollte die Gewichtszunahme über drei Kilo pro Tag liegen und zudem deutlich weniger Urin ausgeschieden werden als normal, ist ein Arztbesuch dringend erforderlich.

Die genaue Ursache für diese Stoffwechselentgleisung ist nicht bekannt. Man vermutet, dass durch die hohen Östrogenspiegel die Blutgefäße der Eierstöcke durchlässig für Flüssigkeiten und Eiweiß werden. Diese treten aus und sammeln sich in der Bauchhöhle, was wiederum zu einem Flüssigkeitsmangel in den Blutgefäßen führen kann, wodurch das Blut dickflüssiger wird. Die Gefahr von Gerinnungsstörungen wie Blutgerinnsel (Thrombosen) in Armen und Beinen entsteht, was bis zu einem Lungenödem führen kann. Ist ein Krankenhausaufenthalt erforderlich, wird dort über die Vene Flüssigkeit zugeführt und eventuell im Bauchraum befindliche Flüssigkeit mit einer Punktionsnadel, wie bei der Eizellentnahme, abgesaugt.

Welche Folgen haben Hormonstimulationen?

Die genannten Nebenwirkungen, insbesondere das OHSS, stellen Risiken der hormonellen Eierstockstimulation dar. Hier weitere mögliche negative Folgen, deren sich die Wissenschaft zunehmend bewusst wird.

Extrem hohe Östrogenspiegel

Hohe Östrogenwerte werden bei einer Hormonstimulation angestrebt, da viele Follikel viele Östrogene bilden. Die unphysiologisch hohen Östrogenspiegel wirken sich jedoch auf den ganzen Körper aus. So senken hohe Östrogenspiegel die Empfänglichkeit der Gebärmutter, also ihre Bereitschaft, einen Embryo einnisten zu lassen. Eine Endometriose, eine östrogenabhängige Erkrankung, kann von den hohen Östrogenwerten regelrecht angeheizt werden. »Ich hatte nach jeder IVF erneut eine Endometrioseoperation, weil die Zysten sich so vergrößert hatten und ich extreme Schmerzen bekam«, berichtete dazu Simone.

Oft vergrößern sich Endometrioseherde nach mehreren IVF-Versuchen, und in seltenen Fällen musste bei Patientinnen anschließend sogar die Gebärmutter entfernt werden. Auch wenn dies nicht oft vorkommt, ist doch jeder Einzelfall eine Katastrophe. Um dem vorzubeugen, werden nun manchmal ultralange Protokolle eingesetzt. Für die Frauen heißt dies jedoch, noch länger zu warten und monatelang mit Sicherheit nicht schwanger zu werden.

Auch eine Auswirkung der hohen Östrogenwerte auf den Folatstoffwechsel im Follikel wurde gefunden, möglicherweise eine weitere Ursache für eine Störung der normalen Follikelentwicklung. Zudem wurde ein Zusammenhang zwischen erhöhtem Östrogenspiegel und niedrigerem Geburtsgewicht sowie Totgeburten festgestellt.[37]

Beachtet man das natürliche Streben zur Balance, zum Kräftegleichgewicht zwischen Yin und Yang, wie die TCM es versteht, ist das erklärte Ziel der Hormonstimulation das genaue Gegenteil. Es werden Rückkopplungssysteme außer Kraft gesetzt, wodurch komplexe Körpersysteme mal mehr, mal weniger aus dem Gleichgewicht geraten. Viele IVF-Patientinnen erleiden dies am eigenen Leib.

Schlechtere Eizellqualität

»Es war schrecklich und unbegreiflich, endlich war ich nach 29 punktierten Eizellen schwanger und dann wuchs das Kind nicht weiter. Bei der genetischen Untersuchung wurde dann ein Turnersyndrom (fehlendes X-Chromosom) und Trisomie 16 festgestellt.« Dies schrieb Martha über ihre Erfahrungen. Sie steht damit nicht allein. Denn nach einer Hormonstimulation werden meist mehr Eizellen gebildet – doch viele Eizellen sind nicht gleichbedeutend mit guten Eizellen.

Nicht zuletzt aus der Tierzucht wissen wir, dass sich Hormonbehandlungen günstig auf die Masse, aber verheerend auf die Qualität auswirken. In den letzten Jahren wurde immer offensichtlicher, dass sich die Hormonstimulationen schädlich auf die Eizellqualität und damit auch auf die Embryoqualität auswirken.[38]

Neben der Qualität der Gebärmutterschleimhaut nimmt also auch die Qualität der Eizellen ab. Qualität bedeutet eine hohe Fähigkeit, sich zu einem gesunden Baby zu entwickeln. Je mehr Eizellen gewonnen werden, desto mehr Chromosomenfehler werden aber gefunden. Je milder die Stimulation dagegen ist, desto weniger Chromosomenveränderungen entstehen.[39] Man bekommt zwar durch hohe Hormondosen mehr Embryonen, aber letztlich bleiben nur wenige gute Embryonen übrig – meist zwei, die der Körper auch auf natürliche Weise produzieren würde. Nur werden nach hohen Stimulationen zudem oft mehrfache Chromosomenfehler gefunden (wie bei Martha), die natürlicherweise nicht vorkommen.

Über die Ursachen wird spekuliert. Die unphysiologisch hohen FSH-Werte könnten die Reifeschritte und den Abschluss der Reifeteilung stören und so zu mehr Eizellen mit fehlerhafter Chromosomenzahl führen. Durch das Außerkraftsetzen der natürlichen Selektion eines guten Embryos in einem natürlichen Zyklus werden vermutlich auch Eizellen mit fehlerhaften Chromosomen zur Reife gebracht.[40]

Vor allem bei Frauen mit einem niedrigen AMH führen hohe Hormongaben dazu, dass bei jeder Stimulation weniger Eizellen heranreifen. Es ist, als würden die Eierstöcke zu streiken beginnen und das Herausquetschen der letzten Reserven verweigern.

Schlechteres Mikromilieu im Follikel

Durch unnatürlich hohe FSH-Spiegel wird das feine Zusammenspiel aller Komponenten im Eierstock gestört. FSH beeinflusst unter anderem die Wechselwirkungen zwischen Eizelle, Granulosazellen und Thecazellen und so die unmittelbare Umgebung der Eizelle.[41] Zudem verändert sich durch eine Hormonstimulation die Zusammensetzung der Flüssigkeit im Follikel.[42]

Veränderte Gebärmutterschleimhaut

Schon lange ist bekannt, dass sich Hormonstimulationen auch auf die Gelbkörperphase auswirken. Dies wird aus der Beobachtung gefolgert, dass die Implantationsraten von Embryonen aus natürlichen Zyklen und von gespendeten Eizellen höher sind als nach stimulierten Zyklen.[43] Die Entwicklung der Gebärmutterschleimhaut wird durch eine Hormonstimulation dramatisch verändert und gleichsam »embryofeindlich«. Besonders negativ wirken sich GnRH-Antagonistenprotokolle aus.[44] Die häufig gestellte Frage: »Warum nistet sich mein guter Embryo nicht ein?« wird damit beantwortet. Interessanterweise war bei Frauen, die nach einer Hormonstimulation tatsächlich schwanger wurden, die Auswirkung auf die Gebärmutterschleimhaut signifikant geringer.[45] Worauf diese unterschiedlichen Reaktionsmuster zurückzuführen sind, ist bisher nicht bekannt.

Die höheren Hormonspiegel beschleunigen die Entwicklung um mehr als zwei Tage gegenüber natürlichen Zyklen. Die dadurch entstehenden Veränderungen verschlechtern die Aufnahmebereitschaft der Gebärmutter und folglich die Einnistungsrate der Embryonen, wie Studien zeigen.[46] Die natürliche Entwicklung vor der Einnistung und die Entstehung einer Schwangerschaft hängen von einer fein abgestimmten Kommunikation und Synchronisation zwischen dem sich entwickelnden Embryo und der angrenzenden Gebärmutterschleimhaut ab.

Da eine Hormonstimulation nachweislich eine tief greifende Veränderung der Gebärmutterschleimhaut verursacht[47], gehen einige IVF-Zentren dazu über, die gewonnenen Embryonen einzufrieren und in einem späteren natürlichen, also unstimulierten Zyklus zu transferieren. Seit Neuem wird ein Test (ERA: Endometrial Receptivity Array) angeboten, der zeigt, wie aufnahmebereit die Gebärmutterschleimhaut ist. Es drängt sich jedoch die Frage auf: Warum den Embryo erst einfrieren, statt ihn gleich in einem natürlichen Zyklus zu gewinnen und transferieren?

Kryokonservierung

Solange die Eizellen nur imprägniert wurden, aber noch keine Verschmelzung der Erbanlagen stattgefunden hat, gelten sie juristisch nicht als Embryo und dürfen eingefroren werden. Die überzähligen Zellen werden nach der Imprägnierung in flüssigem Stickstoff bei minus 196 Grad gelagert (kryokonserviert). Da bei einer hormonstimulierten IVF oder ICSI gezielt mehr Eizellen herangezüchtet werden, als transferiert werden dürfen, scheint dies sinnvoll. Besorgniserregend ist allerdings, dass mittlerweile Tausende von elternlosen Embryonen (juristisch korrekt handelt es sich um »imprägnierte Eizellen«) tiefgekühlt lagern. Nach dem großen Aufwand, sie »herzustellen«, werden sie, wenn keiner mehr für ihre Lagerung zahlt, »verworfen«. Die einzige Alternative wäre, diese Embryonen zur Adoption freizugeben und einer anderen Frau einzusetzen, was nun auch in Deutschland erfolgreich von ausgewählten Praxen durchgeführt wird. Im Gegensatz zu Spanien ist dies hierzulande jedoch nicht verpflichtend, meist wird die Vernichtung vorgezogen.[48]

Vermehrter oxidativer Stress

Bei verschiedenen Stoffwechselprozessen bilden sich freie Radikale. In geringen Mengen benötigt der Körper sie für die normalen Abläufe bei der Fortpflanzung. Ein Übermaß wirkt jedoch zellschädigend, auch auf die DNA. Der Körper hat Systeme entwickelt, um diese Radikale unschädlich zu machen. Wesentlich für die Gesundheit ist, wie überall, das richtige Gleichgewicht zwischen den freien Radikalen und den Elementen des Abwehrsystems, den Antioxidantien. Die hormonelle Stimulation stört nun aber, abhängig von der Menge der gespritzten Hormone, dieses Gleichgewicht und führt zu erhöhtem oxidativem Stress.[49] Es ist unbestritten, dass ein direkter Zusammenhang zwischen der Höhe des oxidativen Stresses und der Fruchtbarkeit besteht, die Folgen können unter anderem die beobachtete schlechtere Entwicklung des Embryos, vermehrte Fehlgeburten und ein niedrigeres Geburtsgewicht sein.

Narkose

»Richtig entwürdigend war es, nur mit einem OP-Kittelchen bekleidet die langen Klinikgänge entlanggefahren zu werden. Und dann Narkose – der totale Kontrollverlust, mein Lebensthema. Meine Beine werden auf dem gynäkologischen Stuhl festgeschnallt. Wenn ich mir das vorher ausmalte, bewusstlos dazuliegen und der Professor berührt meinen Unterleib und dringt mit spitzen Instrumenten in mich ein, zog sich alles in mir zusammen ...« So beschrieb Fiona nach zwei erfolglosen IVFs ihre Erfahrungen.

Die mehrmalige Punktion eines hochstimulierten Eierstockes in Narkose selbst ist nicht risikolos. Die schlafende Patientin kann ja keine Rückmeldung geben, falls etwas verletzt wird, denn die Punktion erfolgt unter Ultraschallkontrolle, aber nicht unter Sichtkontrolle. Insgesamt kam es laut dem Deutschen IVF-Register (DIR) im Jahr 2013 bei 440 Patientinnen (immerhin 0,9 Prozent) zu Komplikationen bei der Punktion, am häufigsten zu Blutungen aus der Gebärmutter und in den Bauchraum. Bei 21 Patientinnen war deshalb ein Krankenhausaufenthalt notwendig, und 35 Patientinnen mussten operativ behandelt werden.

Eine Narkose stellt darüber hinaus immer ein Risiko dar, auch wenn die heutigen Kurznarkosen relativ sicher sind. Durch die Narkosemittel kann es zu Komplikationen kommen, die auch schon zu Notfällen mit tödlichem Ausgang oder zu längerem Krankenhausaufenthalt führten, die im DIR nicht ausgewiesen sind.

Abszesse und Blutungen

»Warum wurde ich durch die Mühle gedreht? Obwohl mein AMH von Beginn an sehr niedrig war, wurde ich vier Mal mit Höchstdosen stimuliert. Seit ich mit den Stimulationen angefangen habe, hatte ich nun schon 35 Abszesse, vor allem am Gesäß. Zudem stiegen meine natürlichen Killerzellen im Blut an. Obwohl ich selbst Ärztin bin, war mir unbekannt, dass dies Nebenwirkungen der erhöhten Östrogene sind. Mir geht es jetzt schlechter als vor der Kinderwunschbehandlung. Jetzt ist mir klar, dass die hohen Hormondosen nur das Letzte aus den Eierstöcken herausquetschen. Ich habe alles gemacht, im Glauben, es könnten mehr Eizellen werden und dadurch die Chancen größer.« So eine 41-jährige Kinderwunschpatientin.

Probleme wie Abszesse können durch das Setzen der Spritzen entstehen. Auch die Bildung von Abszessen im Bauchraum oder an den Eierstöcken, die sich noch bis zu drei Wochen nach der Punktion entwickeln können und sich durch Fieber und große Schmerzen bemerkbar machen, sind nicht so selten.

Drehung des Eierstocks

Eine Drehung der Eierstöcke stellt eine gravierende Komplikation dar. Die durch die Stimulation von Walnuss- auf Orangengröße anschwellenden Eierstöcke werden schwerer und können sich drehen, auch nachts im Schlaf, und so die Blutzufuhr blockieren. Auch wenn es nur bei zwei von 1000 Stimulationen passiert, ist es für jede Betroffene ein Horrorszenario. Neben schrecklichen Schmerzen kann es zum Totalverlust des Eierstocks kommen, wenn die Blutzufuhr nicht sofort wiederhergestellt wird, sei es spontan oder operativ.

Mehrlingsschwangerschaften

»Wir wünschten uns sehnlichst Kinder und ich war bereit, alles dafür zu tun. Zwillinge hatte ich mir zugetraut. Die Freude war riesig, als wir erfuhren, dass sich die zwei schönen Blastozysten eingenistet hatten. Als die Zwillinge viel zu früh geboren wurden, hatten wir großes Vertrauen in die ärztliche Kunst und in die lebenserhaltenden Geräte der Frühgeborenenstation. Wir hatten ja endlich unsere Kinder. Die Kleinen haben tapfer gekämpft und wir monatelang gebangt. Nun, nachdem sie endlich zu Hause sind, ist unser Leben sehr anstrengend geworden. Wir haben realisiert, dass die beiden Süßen nie sehen, laufen oder sprechen werden können. Wir kommen oft an unsere Grenzen, denn die Aussicht ist so hoffnungslos für die Kinder.« So die Eltern eines IVF-Frühchenpaares.

Als Folge der Übertragung mehrerer Embryonen entstehen häufiger Mehrlingsschwangerschaften. Laut der Veröffentlichung des DIR waren 2013 von 8343 Geburten 36,32 Prozent Zwillinge und 2,23 Prozent Drillinge. Die internationalen Zahlen sind vergleichbar. Mehrlinge bedeuten eine nicht zu vernachlässigende Belastung für die Eltern, die sich nach Jahren der ungewollten Kinderlosigkeit natürlich trotzdem meist über den Kindersegen freuen. Viele lassen sich gern und risikobereit mehrere Embryonen transferieren – in der Hoffnung, dass es zumindest einer schaffen wird.

Trotzdem, Mehrlinge stellen Risikoschwangerschaften dar: mit höheren Komplikationsraten für die Feten wie auch höheren Belastungen und Herausforderungen für die Mütter. Frühgeburten, Bluthochdruck und Krampfneigung sowie Schwangerschaftsdiabetes sind bei Mehrlingsschwangerschaften wesentlich häufiger. In einer kanadischen Untersuchung aus Quebec waren 17 Prozent aller Kinder in einer Neugeborenen-Intensivstation durch assistierte Reproduktion gezeugt, 75 Prozent dieser Kinder waren Zwillinge oder Drillinge. Von diesen starben sechs, fünf hatten Hirnblutungen und vier wurden blind. Von Neonatologen wird daher vehement gefordert, nur einen Embryo zu transferieren. In Quebec fiel die Zwillingsrate von 30 auf die natürlichen 3 Prozent, seit aufgrund der zitierten Studie rigoros nur noch ein Embryo eingesetzt wird.[50] Beim Transfer eines Embryos ist die Wahrscheinlichkeit, ein gesundes, reifes Baby zu bekommen, fünfmal höher. Eine schwedische Studie über Kosten und Nutzen einer IVF kam deshalb schon 1998 zu dem Schluss, dass der Transfer eines einzigen Embryos kostengünstiger für die Gesellschaft sei.[51]

Erhöhtes Krebsrisiko

Schon lange mehren sich besorgte Stimmen, nach denen sich die Frauen durch die Verwendung von fruchtbarkeitssteigernden Medikamenten einem erhöhten Krebsrisiko, insbesondere der Reproduktionsorgane, aussetzen. Auch wenn es ein kleines Risiko ist, kann es im Einzelfall zu Tragödien führen, die vermieden werden sollten. Da kinderlose Frauen statistisch schon an sich ein höheres Risiko haben, an Eierstockkrebs zu erkranken, sind die Zusammenhänge schwierig abzuschätzen. Zudem

braucht es Langzeitstudien, die erst jetzt, 30 Jahre nach den An-
fängen der Hormonstimulation, einen Überblick über Langzeitfolgen geben könnten. Eine sorgfältige epidemiologische
Studie aus Norwegen, die 2014 publiziert wurde, ergab ein
erhöhtes Brustkrebsrisiko.[52] Eine amerikanische Langzeitstudie fand ebenfalls, dass Frauen, die nach einer Gonadotropin-
stimulation ohne Kinder blieben, ein höheres Brustkrebsrisiko
hatten. Eine italienische Übersichtsarbeit konnte dagegen keinen Zusammenhang zwischen IVF und erhöhtem Brustkrebs-
risiko feststellen.[53]

Aus Sicht der chinesischen Medizin wird durch die Hormonstimulationen das Yang gepusht und die Essenz, das Jing, dezi-
miert. Bei bestehendem Yin-Mangel kann dies zu einem völli-
gen Ungleichgewicht führen. Bei einer Chemotherapie kommt
es übrigens auch zu einem Jing-Verbrauch, sichtbar an der vor-
zeitigen Alterung des Ovargewebes. Daher sollte nach einer zy-
totoxischen Therapie eine Schwangerschaft nicht zu lange hin-
ausgeschoben werden.

Dazu noch ein Beispiel: Wie für viele Frauen glich das »Projekt Kind« auch für Conny einem Marathon. Sie wollte ihren
Körper zwingen, ihr endlich ein Baby zu »liefern«. Sie stimulierte wieder und wieder, selbst zwei Eileiterschwangerschaften, bei denen sie fast gestorben wäre, trieben sie nur an, weiterzumachen. Conny verlor das Gefühl für ihren Körper und
damit den Zugang zu ihrem Selbstschutz. Zunehmenden Nachtschweiß, Schlafstörungen und Herzklopfen ignorierte sie über
einen langen Zeitraum. Da entdeckte ihr Arzt plötzlich einen
Knoten in ihrer Schilddrüse, der sie zwang, die Kinderwunschbehandlungen aufzugeben und sich einer Krebstherapie zu unterziehen. Ihre Stärke, einmal gesteckte Ziele unbedingt zu erreichen, hatte sie einem Kind nicht näher gebracht, so viele
Hormone sie ihrem Körper auch aufgezwungen hatte. Fälle wie
dieser erscheinen in keiner Statistik über die Risiken und Aus-

wirkungen der Reproduktionsmedizin, da kein direkter Zusammenhang gesehen wird und auch nicht nachgewiesen werden kann.

Frühgeburten

Geburten vor Vollendung der 37. Schwangerschaftswoche gelten als Frühgeburten. Nach einer hormonstimulierten IVF beträgt die Frühgeburtlichkeit 10,0 bis 11,4 Prozent im Gegensatz
zu 3,9 bis 6,2 Prozent nach spontaner Empfängnis.[54] Laut den
dokumentierten Geburten des DIR kamen 50 Prozent der Zwillinge vor der 36. Woche zur Welt, bei Drillingen die Hälfte vor
der 32. Woche. Mehrlinge höheren Grades, wie im Fall der Berliner Vierlinge, der 2015 durch die Presse ging, entstehen fast
ausschließlich nach Behandlungen im Ausland, in Deutschland nur, wenn sich aus den übertragenen Embryonen eineiige
Zwillinge weiterentwickeln sollten. Diese werden jedoch meist
artifiziell »reduziert«.

Für die Kinder bedeutet Frühgeburt einen schwierigen, risi-
koreichen Start ins Leben, vor allem, wenn sie extrem früh geboren werden und ihre Organe noch nicht ausgereift sind. In
den ersten Lebenswochen hängt ihr Leben am seidenen Faden.
Stress, Schmerzen und ein Gefühl des Fremdseins sowie ständige Störungen (Blutabnahmen, Beatmung und so weiter) prä-
gen ihren Lebensanfang in der Frühchenstation.

Epigenetische Veränderungen

Der junge, faszinierende Forschungszweig Epigenetik (griech:
epi, »dazu«, also gewissermaßen: »was die Vererbung zusätzlich beeinflusst«) befasst sich mit den vererbbaren Veränderungen der Genaktivität, damit, wie und welche Gene unter bestimmten Bedingungen an- oder abgeschaltet werden. In der

Reproduktionsmedizin wird die Bedeutung der Epigenetik erst langsam klar, nachdem man sich 30 Jahre lang in Sicherheit gewiegt hatte. Lediglich bei ICSI-Kindern, nicht jedoch bei IVF-Kindern, waren leicht erhöhte Missbildungsraten bei 8,3 Prozent der Kinder gefunden worden – gegenüber 5,8 Prozent bei natürlich gezeugten Kindern. Diese Missbildungen werden auf genetische Fehler der Spermien zurückgeführt, da die bei einer ICSI in die Eizelle eingeschleusten Spermien möglicherweise erhöhte genetische Defekte aufweisen – eventuell ein Grund, warum es diese Spermien auf natürlichem Wege nicht schaffen, eine Eizelle zu befruchten.[55]

Heute sind einige seltene Erkrankungen bei Kindern bekannt, die auf epigenetische Veränderungen zurückgeführt werden. Darunter ist das Beckwith-Wiedemann-Syndrom (BWS), ein Großwuchssyndrom, bei dem die Neugeborenen besonders groß sind und eine große Zunge, aber einen kleinen Kopf haben und durch Bauchwanddefekte, Nierenmissbildung, Tumore und frühkindlichen Diabetes auffallen. Es ist mittlerweile unbestritten durch mehrere retrospektive Studien bestätigt, dass bei IVF-Kindern vermehrt BWS auftritt.[56] Als Ursache wurde eine Veränderung in einem mütterlichen Genbereich gefunden, die auf die Hormonstimulierung zurückgeführt wird. Beruhigend ist, dass das Risiko, nach einer IVF ein Kind mit BWS zu bekommen, mit etwa 1 zu 4000 sehr gering ist und die Kinder später normal leben können.

Verschiedene weitere seltene Syndrome wie Prader-Willi, Rett oder Angelmann, die auf epigenetische Veränderungen zurückgeführt werden, finden sich ebenfalls vermehrt bei IVF- und ICSI-Kindern. Möglicherweise sehen wir dabei nur die »Spitze des Eisbergs« weiterer Komplikationen, die durch fortpflanzungsmedizinische Techniken entstehen.[57]

Mittlerweile wird das Augenmerk der Forschung nicht mehr nur auf Missbildungen gerichtet, sondern auch auf feine Funktionsänderungen im Herzkreislaufsystem und im Stoffwechsel. Nachdem die ersten IVF-Kinder mittlerweile junge Erwachsene sind, wurde zuerst in einer dänischen Langzeitstudie und nun in weiteren Studien festgestellt, dass ansonsten gesunde durch IVF entstandene Kinder zwischen dem achten und achtzehnten Lebensjahr im Vergleich zu natürlich gezeugten Kindern vermehrt an Bluthochdruck, Übergewicht und Gefäßkrankheiten leiden.[58] Daten über die manifesten Auswirkungen auf das Herzkreislaufsystem werden jedoch erst in 25 bis 30 Jahren verfügbar sein, wenn die ersten IVF-Kinder in das mittlere Lebensalter eintreten. Langzeitergebnisse liegen derzeit nur aus Tierversuchen vor. Männliche, durch IVF entstandene Mäuse hatten eine verringerte Fruchtbarkeit und vererbten Zuckerintoleranz sowie vergrößerte Organe an ihre männlichen Nachkommen bis in die zweite Generation, also an ihre Enkel.[59]

Es steht schon jetzt fest, dass IVF und ICSI das Herzkreislaufsystem der Kinder beeinflusst. In einer Schweizer Studie von 2014 wurde bei gesunden zwölfjährigen, in vitro gezeugten Kindern zwar kein Hochdruck, dafür aber Funktionsänderungen der Gefäße gefunden, wie eine geringere Elastizität der Arterienwände und verdickte Gefäßwände, die ebenfalls auf epigenetische Veränderungen durch die reproduktionsmedizinischen Techniken zurückgeführt wurden.[60] Bei vierjährigen IVF-Kindern wurden in einer holländischen Studie bereits höhere Blutdruckwerte als bei Kindern derselben Altersgruppe gefunden, die natürlich gezeugt wurden.[61] Auch wurde leicht vermehrtes Fettgewebe unter der Haut gemessen, ein Hinweis auf eine schlechtere Stoffwechsellage.[62]

Die Frage vieler Patienten nach fehlgeschlagenen IVF-Behandlungen lautet, warum sich schöne Embryonen nicht einpflanzen ließen oder nicht weiterwuchsen. Auch das wird auf epigenetische Veränderungen zurückgeführt.

Erste Tierversuche gibt es zudem dazu, welche Hormonprotokolle sich wie stark in epigenetischen Veränderungen zeigen.[63] Epigenetische Veränderungen des Trophoblasten werden in vielen Fällen auch für fehlende Einnistungen oder frühe Fehlgeburten verantwortlich gemacht. Für das erhöhte Risiko, nach Hormonstimulationen Kinder mit einem niedrigen Geburtsgewicht zu gebären und/oder eine Frühgeburt zu erleiden, werden ursächlich gleichfalls epigenetische Veränderungen des Embryos ausgemacht.[64] Die schlechteren Herzkreislaufwerte der IVF-Kinder können nicht nur durch die vermehrte Frühgeburtlichkeit erklärt werden.

Wodurch können epigenetische Veränderungen bei einer IVF entstehen? Sie werden den hormonellen Stimulationen, der In-vitro-Befruchtung selbst, der Kryokonservierung, dem Embryotransfer und verlängerten In-vitro-Kulturzeiten der Embryonen zugeschrieben.[65] Als wichtige Faktoren müssen aber auch das Alter der Eltern, die Ursache der bislang ungewollten Kinderlosigkeit und die Umgehung natürlicher Auslesemechanismen gesehen werden. Die hormonelle Stimulation hat vermutlich die größte Auswirkung, wie eine holländische Studie vermuten lässt.[66] Denn nur bei den Vierjährigen, die nach einer herkömmlichen, hormonstimulierten IVF entstanden, waren in dieser Untersuchung die systolischen Blutdruckwerte höher, nicht jedoch bei den Kindern, die nach einer IVF im natürlichen Zyklus geboren wurden.

Bisher fehlen noch mehr wissenschaftlich fundierte Studien, um die epigenetische Sicherheit einer IVF endgültig abschätzen zu können. Möglicherweise liegen ja epigenetische Faktoren überhaupt einer Unfruchtbarkeit zugrunde. In einer japanischen Studie wurden in den für eine ICSI verwendeten mangelhaften Spermien (Oligospermie) bei 41 Prozent genetische Fehler gefunden.[67] ICSI-Kinder haben mehr urogenitale Missbildungen, wenn die Spermien aus dem Hoden des Vaters entnommen werden müssen.[68] Zudem werden die Spermiendefekte und damit die Unfruchtbarkeit an die nächste Generation weitervererbt.

Da sich epigenetische Veränderungen oft erst im Erwachsenenalter zeigen, stellen sie das wahre Langzeiterbe der Hormonstimulation dar. Wie bei vielen unserer Errungenschaften und Erfindungen (denken Sie nur an Plastik und die Atomspaltung) müssen künftige Generationen den Preis zahlen. Wir stehen erst am Beginn, diese Langzeitwirkungen zu untersuchen und zu verstehen.

Das Geheimnis der vielen Beispiele von Frauen – in diesem Buch und in den IVF-Kliniken –, die nach herkömmlicher IVF oder ICSI nicht schwanger wurden, jedoch nach einer Kombination aus SART-Behandlung und IVF im Spontanzyklus, liegt vermutlich auch in epigenetischen Veränderungen begründet. Dies muss weiter wissenschaftlich erforscht werden – auch dafür habe ich die Schweizer-Arau-Stiftung gegründet (www.schweizeraraufoundation.org).

Man kann spekulieren, dass durch eine ganzheitliche Behandlung positive epigenetische Veränderungen bewirkt werden, die den Trophoblasten befähigen, sich bei der Mutter einzunisten. Dazu kommt, dass bei einer IVF im Spontanzyklus die Eizellen nicht unphysiologisch hohen Hormonen ausgesetzt sind. Es reifen vermutlich Embryonen höherer Qualität heran, die dann auch ein natürliches, babyfreundlicheres Milieu in der Gebärmutter vorfinden.[69] Mittlerweile ist bekannt, dass schon Massagen epigenetische Veränderungen bewirken können, wie eine interessante Studie in der Zeitschrift *Science* nachweisen konnte.[70]

Ein Beitrag von verschiedenen renommierten IVF-Medizinern im *British Journal of Medicine* gab 2014 zu bedenken: »Die Reproduktionsmedizin hat sich in der Zwischenzeit auch in vielen Teilen der Welt zu einer gewinnbringenden Industrie entwickelt, die den Geldwert durch schnell erreichte Schwangerschaften und Lebendgeburten höher schätzt als Überlegungen für die Gesundheit von Mutter und Kindern.«[71]

Welche psychischen und emotionalen Folgen kann eine Hormonstimulation haben?

»Nun folgten mehrere Behandlungen mit etlichen Stimulierungen und hoher Hormonzugabe. Ich habe mich in dieser Zeit selbst nicht mehr erkannt. Das Leben bestand nur noch aus Warten, Bangen und Hoffen. Dies konnte meiner Meinung nach so nicht weitergehen. Deshalb habe ich mich nach Alternativen umgeschaut«, berichtet Thea.

Es gibt kaum Frauen, die unter den hohen Hormongaben bei einer IVF nicht in irgendeiner Form leiden. Die Hormonspritzen labilisieren viele Frauen und lösen Gefühlsschwankungen aus. Die Achterbahngefühle zwischen Hoffnung und Enttäuschung werden häufig mit jeder Behandlung schlimmer. In einer Studie wurden bei Frauen während einer IVF ähnliche Stresswerte gefunden wie bei Frauen während einer Krebsbehandlung.[72] Vermutlich ist das der Grund, warum Frauen die Prozedur einer herkömmlichen IVF im Durchschnitt nur zweimal über sich ergehen lassen und selten die drei von der Krankenkasse mitfinanzierten Versuche ausschöpfen. 15 Prozent der Frauen fühlen sich nach dem ersten Versuch depressiv, bereits 25 Prozent nach dem zweiten.[73] Als Grund, mit der herkömmlichen IVF nicht weiterzumachen, gaben 26 Prozent der Paare die psychische Belastung an, 25 Prozent die schlechte Prognose, 19 Prozent eine zwischenzeitlich spontan eingetretene Schwangerschaft, 6 Prozent die körperlichen Strapazen, 2 Prozent ernsthafte Erkrankungen und 7 Prozent andere Gründe.[74]

Oft erleben sich die Patientinnen in einem Teufelskreis aus Kontrollverlust, sozialer Stigmatisierung, niedrigem Selbstwertgefühl und psychischer und physischer Erschöpfung. Nachdem so viel in die hormonelle Stimulation investiert wird, sind die Erwartungen entsprechend hoch und die Enttäuschung bei einem negativen Schwangerschaftstest ebenfalls. Je stressiger eine Behandlung empfunden wird, desto größer ist der negative Einfluss auf das Immunsystem, da Gehirn und Immunabwehr eng verkoppelt sind. Sie benutzen gemeinsame Rezeptorsysteme im Gehirn, wodurch Emotionen das Immunsystem direkt beeinflussen.[75] Eine Erfahrung, die wir im Alltag machen, dass wir nämlich unter Stress leichter Infektionen aufschnappen, wird nun durch das neue Forschungsfeld der Psychoneuroimmunologie erklärbar. Negativen Stress möglichst zu reduzieren ist wichtig, um das Immunsystem zu stärken, und ein starkes Immunsystem ist wiederum förderlich, um eine Schwangerschaft austragen zu können. Doch kaum eine Frau fühlt sich durch eine Hormonstimulation nicht gestresst.

Dazu kommen die Abläufe der Behandlung, bei der sich einige Frauen nicht gut betreut fühlen. Wie beispielsweise Felicitas: »Die Ärzte waren bemüht und der OP-Ablauf schien koordiniert. Allerdings hatten wir das Gefühl, dass die Praxisorganisation mangelhaft war. So konnte es durchaus vorkommen, dass uns versprochen wurde, am Nachmittag desselben Tages einen Rückruf der Praxis zu erhalten, bei welchem uns mitgeteilt werden sollte, welche Hormone zu spritzen seien. Nur leider kam dann kein Anruf und ich stand am Abend da und wusste nun nicht, welches Medikament in welcher Dosierung zu spritzen sei. Das war höchst unprofessionell und gefährdete die komplette Behandlung. Nicht zu vergessen, welcher Stress und welche Unsicherheit dabei entsteht.«

»Paradoxerweise habe ich dem körperlichen Schmerz wenig Beachtung geschenkt, es ist schon bizarr, den Kampf mit dem Körper zu führen, ohne auf diesen zu achten. So war es auch bei diesem Versuch, nach der Punktion wachte ich auf und versuche mit zitternder Hand, den Zettel mit dem Ergebnis zu greifen. Auf dem Zettel stand zwei ... zwei Eizellen! Es war sehr ernüchternd, die Narkose hatte plötzlich keine Wirkung mehr. Zu meiner Überraschung lag ich in einer Blutlache, doch das bewegte mich weniger als das Ergebnis. Eine Stunde später durfte ich nach Hause, wo ich dann den ganzen Tag im Bett verbrachte, und das nicht, weil ich traurig war, sondern weil ich es körperlich nicht anders konnte.« So Christine über ihre Erfahrungen.

Die Logik der Hormonstimulationen ist es, die Leistung und Produktivität der Eierstöcke zu erhöhen. Diese Erwartung überträgt sich auf viele Patientinnen, die dann einen Kampf mit ihrem Körper aufnehmen, um die Ärzte und sich selbst nicht zu enttäuschen. Der Druck erhöht sich, wenn ihnen erklärt wird, dass die stimulierte IVF ihre einzige Chance sei, schwanger zu werden.

Viele Kinderwunschpatientinnen schämen sich, dass sie nicht »schaffen«, was allen anderen so leichtzufallen scheint, und wollen ihr Bestes geben. Katastrophenstimmung und Selbstzweifel entstehen zudem, wenn der Arzt nach der Narkose in den Aufwachraum kommt und allen anwesenden Frauen ihre Punktionsergebnisse laut mitteilt: »Frau X hat zwanzig Eizellen, Frau Y leider nur zwei.« Erschreckend, aber so ist es tatsächlich in vielen Zentren Alltag. Die Vergleiche können »weniger Produktive« in Verzweiflung und Versagensgefühle stürzen.

Diagnose Low Responder

»Zum ersten Mal wurde ich mit dem Begriff Low Responder konfrontiert ... Ich zählte also zu den Frauen, die auf eine hormonelle Stimulation nur schlecht reagieren, also wenig Follikel produzieren. Das traf mich sehr, war ich doch bis zu diesem Zeitpunkt immer ganz glücklich über meine sechs bis sieben Follikel, zumal die Qualität der Eizellen auch immer ganz gut war.

Dennoch relativierten die Ärzte bald meine Chancen, schwanger zu werden. Mein Alter (36) wurde kritisch beäugt und mein schlechter AMH-Wert und meine Ovarielle Insuffizienz standen fortan im Mittelpunkt des Behandlungsverlaufs. Ich fühlte mich elend alt und hatte furchtbare Panik, dass die Menopause einsetzt und ich damit meinen Herzenswunsch, ein zweites Kind, endgültig aufgeben müsste ...

Mein darauffolgender Geburtstag sollte der schlimmste in meinem bisherigen Leben werden. Ich hatte furchtbare Angst davor, dass mein AMH-Wert weiter sinken und sich meine Chancen rapide verschlechtern würden. Es gab kaum noch einen anderen Gedanken in meinem Kopf und ich fiel in ein tiefes Loch. Doch der Wettlauf mit der Zeit hatte begonnen«, so Nadine.

Unbewusst übernehmen viele Frauen die Logik der herkömmlichen Hormonstimulation, dass es ein Erfolg sei, möglichst viele Eizellen zu produzieren. Ein niedriger AMH-Wert oder eine geringere Eizell-»Ausbeute« (bis vier Eizellen) und die Diagnose einer Ovariellen Insuffizienz lösen entsprechend Versagensgefühle aus.

Der AMH-Wert ändert sich im Laufe eines Menstruationszyklus und ist kurz vor dem Eisprung am höchsten. Durch eine Hormonstimulation sinkt der Spiegel. Anschließend kann er sich wieder erholen. Er sagt jedoch nichts über die Qualität der Eizelle aus. Wichtiger als im Blutserum ist zudem der AMH-Spiegel im Follikel selbst und der verschlechtert sich ebenfalls durch Hormonstimulationen.[76]

Welche finanzielle Belastung stellt eine IVF dar?

»Obwohl wir extra in eine Kasse gewechselt waren, die 100 Prozent der Kosten unserer zwei Behandlungen übernommen hat, haben wir noch 5000 Euro draufgelegt für ICSI, Kryokonservierung und Zusatzuntersuchungen«, sagte mir Charlotte beim Erstgespräch 2015.

Die finanzielle Belastung ist oft gerade für junge Paare horrend, auch wenn von den Krankenkassen in Deutschland in der Regel die Hälfte der Kosten für drei Stimulationsversuche übernommen wird. Dies bedeutet: Etwa 2000 bis 3000 Euro pro Zyklus müssen selbst aufgebracht werden, für Medikamente, Behandlung, Kryokonservierung und so weiter. Für drei Zyklen sind das meist 5000 bis 10 000 Euro. Weitere Zyklen müssen komplett selbst finanziert werden, was für jeden Zyklus den doppelten Betrag bedeutet. Mit teuren Zusatzuntersuchungen und Extrabehandlungen können bei Privatpatientinnen auch mal 10 000 Euro pro Zyklus zusammenkommen. Paare, bei denen der Ehepartner sterilisiert war oder die nicht verheiratet sind, müssen von Beginn an alles aus eigener Tasche bezahlen. Bei vier Stimulationen kann das schon mal ein hübsches Auto ausmachen.

Nicht selten kommen Patienten in meine Praxis, die schon 20 000 bis 80 000 Euro oder gar mehr in herkömmliche IVF- oder ICSI-Behandlungen investiert haben. Darunter sind immer wieder auch Paare, die mit großen Hoffnungen nach Österreich gefahren sind, weil die Werbung dort angeblich bessere Behandlungsmöglichkeiten versprach und die Vorteile eines lockeren Embryonenschutzgesetzes pries. Nach allerlei Zusatzuntersuchungen und -behandlungen waren sie zwar nicht schwanger, aber um einige Tausend Euro erleichtert.

Für Silke und Anton schien eine Hormonstimulation die beste Option. Die Eizellausbeute von 27 beim ersten Versuch bewies ihnen, wie richtig die Entscheidung war. Silke war zudem sehr fruchtbar, denn jeder Kryotransfer führte zu einer Schwangerschaft. Die erste Schwangerschaft entwickelte sich nur bis zur 15. Woche, da der Embryo genetisch verändert war, die zweite wurde als Eileiterschwangerschaft glücklicherweise rechtzeitig erkannt. Erst danach kamen Silke und Anton zur SART. Allmählich begannen sie, sich selbst wieder zu spüren, ihr Blick aufs Leben veränderte sich und sie entdeckten ihr Zusammensein als Paar wieder. »Vorher waren wir nur auf ein Ziel fokussiert: unser Projekt Kind. Die Hormonstimulation schien einen schnelleren und größeren Erfolg zu versprechen. Zwei Jahre später und immer noch kinderlos ist uns klar, wie kurzsichtig das war.«

Eine weitere Fallgeschichte

Mit einer weiteren ausführlich geschilderten Fallgeschichte möchte ich insbesondere auf die psychischen Faktoren eingehen. Es ist leider sehr häufig so, dass Frauen von ihrer Behandlung in herkömmlichen Kinderwunschzentren vor allem deshalb enttäuscht sind, weil sie sich unfreundlich behandelt fühlten – als Nummer und Eierlieferantin abgefertigt und für das »Versagen« der Behandlungen verantwortlich gemacht. Allein dass dies in kleinen, stärker ganzheitlich ausgerichteten Zentren anders ist, macht sicher einen Teil des größeren Erfolgs aus. Bei Mira zumindest wirkt es so. Sie war 20 Jahre alt, als sie ihren späteren Mann kennenlernte, der damals schon ausgebildeter Arzt war. Sie studierte ebenfalls Medizin und gegen Ende ihrer Facharztausbildung begann sie, ans Kinderkriegen zu denken. Dass es »nicht klappte«, schob sie auf die Nacht- und Wochenenddienste und machte sich noch keine großen Gedanken. Nach der Facharztprüfung bekam sie eine verantwortungsvolle Oberarztstelle angeboten, aber plötzlich war sie 35 Jahre alt und ungewollt kinderlos. Im Bekanntenkreis hatte sie gerade eine Scheidung miterlebt, da die Ehe ohne Kinder geblieben war. Immer wenn sich Mira im Spiegel ansah, erinnerte sie sich nun an das frustrierte Gesicht dieser Bekannten.

Das war der Punkt, an dem sich Mira und Hans-Peter entschieden, etwas zu unternehmen. Sie vereinbarten 2011 zunächst einen Termin in einem Kinderwunschzentrum in der Nachbarstadt. Im Nachhinein meinen sie, sie hätten diese Praxis schon nach dem ersten Gespräch verlassen sollen. Sie saßen stundenlang im Wartezimmer und wurden sogar ermuntert, nochmals wegzugehen. Man bat sie um Verständnis, da der Arzt eine von weit her angereiste Frau behandeln wollte. Dass sie beide sich extra freigenommen hatten und ihre eigenen Patienten nun warten mussten, spielte keine Rolle.

Beim zweiten Termin schien es Mira, als ob alle Patienten denselben Termin bekommen hätten; wieder wartete sie lange für einen großen Bluttest und eine schnelle gynäkologische Untersuchung. Den ganzen Ablauf empfand sie als demütigend, nach dem langen Warten wurde sie abgefertigt wie ein Stück Fleisch. Sie war verzweifelt, dachte aber, dieser Arzt sei die einzige Hoffnung, somit ließ sie sich allerhand gefallen. In keinem anderen Bereich ihres Lebens hätte sie solche Demütigungen zugelassen. Allerdings war sie verletzlich und sehr verunsichert – denn warum klappte die scheinbar einfachste Sache der Welt bei ihr nicht? Mira hörte auf, sich als richtige Frau zu fühlen.

Beim nächsten Termin wurde ihr mitgeteilt, dass ihr Anti-Müller-Hormon (AMH) so niedrig sei, dass sie sofort mit der Behandlung beginnen müssten. Der Arzt meinte, er wolle bei seinen Patienten Erfolge erzielen, und in spätestens einem halben Jahr sei es dafür bei ihr zu spät. Dann könne er sie nicht mehr erfolgreich behandeln. Er gab ihr Hormontabletten mit, die sie einnehmen sollte – ohne überhaupt ein Spermiogramm ihres Mannes angefordert zu haben. Mira war am Boden zerstört, permanent geisterten Hormonwerte in ihrem Kopf herum, sie fühlte sich plötzlich wie kurz vor den Wechseljahren.

Dieser Arzt, und leider ist er damit nicht allein, wendet bewusst oder unbewusst Methoden der Negativhypnose an. In einer hilfesuchenden, verunsicherten Patientin erzeugt das Bilder der Panik und der Endzeitstimmung. Scheinbar abgesichert durch Tatsachen wie Laborwerte, brennen sich solche negativen Aussagen regelrecht ein und fangen an, das Denken zu beherrschen, ähnlich wie ein Virusprogramm. Diese Suggestivmethode wirkte auch bei Mira effektiv: Sie bekam den vermeintlich unumstößlichen AMH-Wert nicht mehr aus dem Kopf. Viele Ärzte binden so ihre Patienten an sich und treiben sie an, eine Behandlung nach der anderen durchzuführen, immer aus der Panik heraus und das Versagen vor Augen.

Mira blieb eine Zeit lang bei dieser Praxis, aber am Schluss war sie so verzweifelt, dass sie vorerst nicht wieder dorthin ging. Ihr Selbstwertgefühl war am Boden; Lebenslust und Freude gab es nicht mehr. Nur in der Arbeit funktionierte sie weiterhin gut.

Es verging ein halbes Jahr und sie vereinbarten in einer anderen IVF-Praxis einen Termin. Hier wurden sie zumindest medizinisch korrekter behandelt – wenn auch nur nach Standard, der Mensch hinter den Fakten interessierte weiterhin nicht. Immerhin schöpfte Mira wieder ein wenig Hoffnung, da der behandelnde Arzt das AMH nicht so wichtig nahm. Erstmals wurde nun auch ein Spermiogramm angefertigt, das zeigte, dass die Spermien von Hans-Peter unbeweglich waren; somit blieb für beide zur Behandlung nur die ICSI übrig.

Mira spritzte fleißig Hormone, ging alle paar Tage zur Eizellmessung, während ihrer Arbeit, denn meistens war für den Nachmittag keine Terminvereinbarung möglich. Trotz Injektion von drei Ampullen täglich wuchsen nur vier Eizellen heran. Sie hatte im Gespräch ein bisschen das Gefühl, der Arzt mache ihr dafür einen Vorwurf. Die Eizellen wurden punktiert – unter Narkose im ambulanten Operationszentrum im selben Haus; ihr Blutdruck sank dabei so stark ab, dass sie das Notfallmedikament Akrinor verabreicht bekam. Drei der vier Eizellen konnten befruchtet werden und zwei wuchsen gut weiter, sodass am fünften Tag ein Transfer erfolgen konnte. Doch die Zellen wollten sich nicht einnisten. Wieder schien es ihr, als würde ihr der Arzt daraus einen Vorwurf machen.

Wie viele Frauen suchte auch Mira bereitwillig sofort die Fehler bei sich. Egal wie das Spermiogramm ausfällt, nistet sich ein guter Embryo nicht ein, klar, da liegt es nur an der Frau, sie hat »Schuld«. Der Arzt ist oft froh, wenn Patientinnen so reagieren, so kann er sich als unfehlbar fühlen, als jemand, der sein Möglichstes getan hat – auch wenn es nur der Standard war, der sich nicht um das komplexe Zusammenspiel aller möglichen Faktoren kümmert.

Eine bleischwere Traurigkeit erfasste Mira. Sie wechselte fortan die Straßenseite, wenn ein Kinderwagen kam, ihr Lachen war verschwunden. »Dann vielleicht beim nächsten Mal«, das war die einzige Hoffnung. Der nächste Versuch zwei Monate später erfolgte mit höheren Hormongaben, nach dem Motto: Mehr desselben wird es richten. Da sie alles aus eigener Tasche zahlen musste, floss enormes Geld in die Hormone. Trotz fünf Ampullen Hormongabe täglich wuchsen nur zwei Zellen heran. Wieder erfolgten regelmäßige Ultraschall-Eizellgrößenbestimmungen und die Punktion – passend allein zum Terminkalender der Praxis. Auch diesmal konnten die Zellen befruchtet werden, ein Transfer erfolgte – aber wieder vergebens.

Wenn der Körper invers – also genau andersherum als erwartet – reagiert und mit höherer Hormonstimulation weniger Eizellen »produziert«, wäre es an der Zeit zu fragen: Was läuft schief? Doch der Fehler wird oft einfach auf die Patientin abgeschoben, die »schlecht reagiert« oder ein »Implantationsversagen« zeigt. Dass die Medizin noch immer großen Forschungsbedarf hat, um die komplexen Systeme und Wechselwirkungen zu verstehen, wird seltener in Betracht gezogen.

Rückblickend urteilt Mira, dass die enormen Hormongaben absolut sinnlos waren. Es wurde versucht, mehr Eizellen zu züchten, während ihr Körpergefühl immer weiter verloren ging. Sie wundert sich noch heute, dass der Arzt das nicht sah. Er schlug weiterhin mehr vom selben vor. Abgesehen von dem vielen vergeudeten Geld war das Vertrauen in ihren eigenen Körper zerstört, was für Mira noch schlimmer war.

Vor allem Hans-Peter wollte nicht aufgeben und Mira nur noch als Schatten ihrer selbst erleben. Sie fuhren nach Wien, um sich bei einem »Hormonpapst« zu erkundigen, ob mit ihr alles in Ordnung sei. Sein einziges Interesse schien jedoch darin zu bestehen, die beiden an ein Wiener Kinderwunschzentrum zu vermitteln. Aber das wollten sie nicht mehr, dafür verstanden sie selbst zu viel von Medizin. Immerhin hatten sie zwei schöne Tage in Wien verbracht. Ihre Beziehung war nach wie vor gut und Hans-Peter unterstützte Mira immer aktiv.

Mittlerweile war Mira kurz vor dem Aufgeben. Hans-Peter kontaktierte eine ehemals naturheilkundlich tätige Professorin, die ihm empfahl, zur SART-Behandlung an den Ammersee zu fahren. Zuerst lasen sie mein Buch: *Hoffnung bei unerfülltem Kinderwunsch*, um sich genauer über diese Therapie zu informieren, von der sie zuvor noch nie gehört hatten.

Wegen der langen Anreise empfahl ich Mira eine Frauenärztin vor Ort, die ebenfalls TCM anwendet. In einstündigen Einzelsitzungen gelang es allmählich, dass Mira sich und ihren Körper wieder als Einheit wahrnahm, dass positive Energie fließen konnte und sie sich nicht mittendrin abgeschnürt fühlte. Sie konnte wieder tief durchatmen und sich nach einiger Zeit auch schwanger vorstellen. Anfangs flossen auch ein paar Tränen und es tat ihr gut, sich fallen zu lassen und nicht nur zu funktionieren. Für Mira begann eine Reise zur eigenen inneren Ganzheit.

In Fruchtbarkeitsproblemen liegt immer auch eine große Chance, die eigenen inneren Verletzungen zu heilen. Die Suche nach dem »inneren Kind« kann Kreativität und Selbstfürsorge erwecken. Durch das Auflösen innerer Ungleichgewichte und Energieblockaden kann sich die Bereitschaft des Körpers, neues Leben zu nähren, entwickeln. Aus einem engen Käfig des Kämpfens kann sich die Tür zu einem fruchtbaren Garten des Zulassens öffnen.

Mira meint heute, dass ohne diese Grundlagen die später folgende sanfte ICSI-Behandlung nie zu einem Erfolg geführt hätte. Im August 2013 hatten Mira und Hans-Peter dann erstmals einen Termin in dem kleinen Kinderwunschzentrum, das ich ihnen empfohlen hatte. Allein die Stimmung in der Praxis empfanden sie als sehr angenehm. Es kam nicht das Gefühl auf, sich schämen zu müssen, dass sie bisher kinderlos geblieben waren. Die Ärztin nahm sich viel Zeit, und sie hatten von Anbeginn das Gefühl, nun endlich eine Kollegin gefunden zu haben, die kompetent war, ihre Arbeit und ihre Patienten liebte und daher gute Erfolge erzielte. Eine Frau, die ähnlich wie sie selbst dachte und handelte. Sie war die Erste, von der sich Mira als Frau und Person wahrgenommen fühlte.

Im Oktober begannen sie mit der ICSI-Behandlung im natürlichen Zyklus – also ohne Hormongaben. Vom Gesichtspunkt der SART-Behandlung war es zwar noch ein bisschen früh. Aber sie stellten sich von vornherein auf mehrere Versuche ein.

Da Miras Zyklus sehr regelmäßig war, konnte die Ärztin den Punktionstermin anhand ihrer Blutwerte bestimmen. Die Blutproben dafür konnten ohne langes Warten am Heimatort genommen werden. Die sonst üblichen unzähligen Ultraschallkontrollen entfielen. Am Abend vor der Punktion reisten die beiden an, nahmen ein schönes Hotel und verbrachten ein paar angenehme Stunden. Am nächsten Morgen erfolgte die Punktion – völlig stressfrei. Die Ärztin führte die Punktion so routiniert durch, dass es mit einer Blutentnahme zu vergleichen war – nicht vorstellbar, dass Mira sich deshalb bei den vorausgegangenen Behandlungen einer Narkose hatte unterziehen müssen.

Ohne Hormongaben, ohne permanente sonografische Eizellgrößenkontrollen empfand Mira die Behandlung trotz mehreren Hundert Kilometern Entfernung nicht belastend. Zweimal im Monat kam sie zur SART-Behandlung und einmal zur Punktion, was sich oft verbinden ließ. Parallel ging sie regelmäßig zur Akupunktur in ihrem Heimatort. Mira fand immer mehr zu ihrem alten Optimismus und ihrer Lebensfreude zurück.

Sie war ja auf mehrere Punktionsversuche eingestellt. Und das war gut, denn einmal war die Eizelle schon gesprungen, ein anderes Mal war keine Zelle im Punktat, dennoch ging es ihr gut, sie fühlte sich von allen Seiten unterstützt. Jetzt hatte sie ein völlig anderes Gefühl, jede Eizelle war wertvoll und es wurde die verwendet, die ganz normal in ihrem Körper heranwuchs.

Mira nahm chinesische Kräuter zur Unterstützung und zur Entspannung. Ihr Mann cremte abends ihren Bauch mit einer speziellen Phytohormonlotion ein, wodurch auch ihr Körperbewusstsein gefördert wurde. Sie empfand ihren Unterleib wieder als Teil von sich und nicht mehr abgetrennt, als schlecht funktionierende Eizellfabrik.

Am Tag nach jeder Punktion erfuhren sie, ob eine Befruchtung erfolgt war, und vereinbarten den Termin zum Transfer. Sie durfte sich danach ganz normal bewegen, ihr wurden nicht patriarchalisch zwei Tage Bettruhe verordnet, die sie auch früher ihrem Gefühl nach meist nicht gebraucht hätte. Die Biologie ihres Körpers wurde unterstützt und der normale Zyklus für die Behandlung genutzt. Dies hinterließ ein gutes Gefühl, auch weil Mira ihren Zyklus immer besser einschätzen konnte. Es wurde ihr aber auch klar, dass dies nur mit enormem Aufwand und echtem Engagement des Praxisteams zu leisten war.

Nach dem fünften Transfer war Mira schwanger. Es war eine traumhafte Zeit und Mira strahlte. Obwohl ihr Bauch immer runder wurde, fühlte sie sich so wohl, dass sie noch bis zum Beginn des Mutterschutzes operierte. Mit der Ankunft ihrer kleinen Tochter hat nun ein neues Zeitalter zu dritt begonnen – nach 18 Jahren als Paar.

Auch für diesen Erfolg wirkten viele Faktoren zusammen. Mira war im Grunde sehr fruchtbar, das empfanden alle Behandelnden schon beim ersten Termin. Leider war sie in den Vorbehandlungen durch die AMH-Aussage des ersten Arztes extrem verunsichert worden. »Worte eines Arztes sind wie ein zweischneidiges Schwert, sie können heilen oder tief verletzen.« Prof. Dr. Dr. Ernil Hansen, der sich ausgiebig mit der Wirkung negativer und positiver Suggestionen beschäftigt hat, schrieb dazu weiter: »Das vernachlässigte Thema Kommunikation in der Medizin hat Einfluss auf den Krankheitsverlauf sowie auf die Patientenzufriedenheit und damit auf die Qualität der medizinischen Versorgung.«[77]

Leider kommt es immer noch vor, dass Patientinnen zu wenig über eine Hormonstimulation aufgeklärt werden und mit den Nebenwirkungen sich selbst überlassen bleiben. Viele Patientinnen beklagen, dass in den meisten Kinderwunschkliniken selten jemand Zeit findet für Erklärungen oder ein Ohr für ihre Beschwerden und Ängste hat. Kommunikationstrainings während des Medizinstudiums werden den Studenten erst seit Kurzem angeboten. Wenn sich Patienten wie ein Mittel zum Zweck vorkommen, kann das für den Behandlungserfolg nur kontraproduktiv sein. Wäre von Beginn an eine ganzheitliche Behandlung integriert, wäre es für viele einfacher, durchzuhalten und die Eingriffe unbeschadet zu überstehen. Genau das ist es, was eine sanfte IVF neben den medizinischen Unterschieden anders machen will. Und die bisherigen Erfolge geben dem Ansatz recht. Was ihn genau ausmacht, darum geht es im folgenden Kapitel.

Die sanfte IVF

»Ich wusste gar nicht, dass man eine IVF auch ohne Hormonstimulation machen kann. Darüber hat mich niemand aufgeklärt. Es war klar, wir brauchen eine ICSI, wegen der schlechten
Spermienbefunde meines Mannes. Wenn ich ein Kind will,
gibt es keine andere Möglichkeit, als eine Hormonstimulation.
Alle, die ich aus den Internetforen kenne, haben das so gemacht.« Die aufschlussreiche Aussage einer 33-jährigen Patientin nach der zweiten hormonstimulierten, erfolglos gebliebe-
nen ICSI.

Die meisten Paare wissen nicht, dass eine IVF im natürlichen Zyklus überhaupt möglich ist und sie auch eine andere
Wahl haben, als sich Hormone zu spritzen. Dabei stellt eine
IVF im Spontanzyklus gleichsam die Ur-IVF dar. Die erste IVF
fand aus einem natürlichen Zyklus heraus statt, was jedoch
ohne die modernen Ultraschallgeräte und Labortechniken äu-
ßert schwierig war und viel Geduld von allen Beteiligten erforderte. Denn oft war der Eisprung schon vorbei oder die Eizelle
war noch nicht ausgereift. Dies kommt bei der spontanen IVF
auch heute noch vor, wenn auch deutlich seltener. Das Ziel dieser sanfteren Kinderwunschbehandlung ist es, wieder so natur-
nah wie möglich eine Eizelle heranreifen zu lassen und den Aus-
wahlprozess der besten Eizelle der Natur selbst zu überlassen.

Der große Vorteil für die Frau besteht darin, dass die meisten der im vorherigen Kapitel dargestellten Risiken und Belas-

tungen einfach wegfallen: Überstimulation, Mehrlingsschwangerschaften und Narkosezwischenfälle können nicht vorkommen. Auch Nebenwirkungen der Stimulationshormone müssen nicht befürchtet werden.

Man kann sich fragen, wieso dann eine IVF im Spontanzyklus so wenig bekannt ist und noch immer vergleichsweise wenig angewandt wird. Auch viele Frauenärzte wissen nicht, dass eine IVF ohne Stimulation möglich ist. Selbst die Pioniere dieser neuen Entwicklung konnten sich zuerst nicht vorstellen, dass es auch einfacher geht, so sehr waren sie von ihrer Ausbildung auf hormonelle Stimulation hin geprägt. Viele Kinderwunschpaare aber könnten sich Qualen und Risiken ersparen, würde die sanfte IVF zum Standard und nur in Ausnahmefällen eine leichte Hormonstimulation eingesetzt.

Auch wenn in deutschsprachigen Ländern Zentren, die überwiegend die sanfte IVF anwenden, noch eine Ausnahme darstellen, hat diese Methode in Japan bereits die herkömmliche hormonstimulierte IVF ersetzt.[78] Niedrige Risiken und die geringe Belastung für die Patienten haben neben der traditionellen japanischen Bereitschaft, sich den Bedingungen der Natur anzupassen, dort den Siegeszug der natürlichen IVF gefördert.

Wie läuft eine sanfte IVF ab?

Melanie: »Diesmal ohne Medikamente, im normalen Zyklus mit eben nur der einen Eizelle, die heranreift. Wir überlegten nicht lange und beschlossen, dass wir gleich in diesem Zyklus starten. Es war alles unkompliziert. Als ich die befruchtete Eizelle eingesetzt bekam, lief das alles sehr ruhig und entspannt ab. Ich durfte noch eine Weile liegen bleiben, bei schöner Musik, und es war das erste Mal, dass mein Mann und ich uns total wohl und gut dabei fühlten. Keine ›Massenabfertigung‹, nicht so unpersönlich wie in der Klinik davor. Schließlich ist dieser Moment für ein Paar eigentlich ja was ganz Besonderes. Es mag jetzt komisch klingen und selbstverständlich war es eine ›künstliche‹ Befruchtung, aber uns kam es fast ›natürlich‹ vor, nicht künstlich, eben nur anders, aber vollkommen in Ordnung.«

Grundsätzlich läuft eine natürliche IVF wie ein normaler Zyklus ab. Definitionsgemäß wird bei einer sanften IVF nur die Eizelle, die natürlicherweise in einem Zyklus heranreift, für eine In-vitro-Fertilisation gewonnen. Die Eizelle wächst im Leitfollikel ganz normal heran und wird kurz vor dem Eisprung durch eine Punktion entnommen. Durch Hormon- und Ultraschallkontrollen (etwa ein- bis dreimal in einem Zyklus) kann der Entwicklungsprozess verfolgt und der Zeitpunkt des Eisprungs eingeschätzt werden. Ist der Follikel groß genug (das heißt 16 bis 20 Millimeter), wird der Eisprung durch eine HCG-Spritze ausgelöst. 36 Stunden später findet er dann statt und kurz davor wird der Follikel punktiert.

Die Auslösespritze ist üblicherweise die einzige, die gesetzt werden muss. Ohne sie müsste man alle sechs Stunden die Hormone bestimmen und auch nachts zum Punktieren bereitstehen. Es geht aber in Ausnahmefällen auch ganz ohne Auslösespritze, wenn die Hormonwerte schon auf eine kurz bevorstehende Ovulation hindeuten. Dies wäre dann eine reine »natural cycle IVF«. Gebremst werden kann der Eisprung gegebenenfalls mit GnRH-Antagonisten (Beispielpräparat Orgalutran).

Die in einem natürlichen Zyklus herangereifte Eizelle wird wie auch bei der herkömmlichen IVF durch Aspiration (Ansaugen) gewonnen. Das ist sehr unkompliziert, man braucht normalerweise nicht mal eine Narkose oder Schmerzmittel. Der Follikel wird durch die Scheidenwand punktiert und die herangereifte Eizelle abgesaugt. Dies dauert nur wenige Minuten und die meisten Patientinnen empfinden es wie eine etwas unangenehmere Blutabnahme, wenige auch schmerzhaft. Der Follikel wird mehrmals gespült, falls die Eizelle nicht sofort gewonnen werden kann, und man kann als Patientin mitfiebern, bis die Eizelle gefunden ist. Meist herrscht in diesem Moment größte Anspannung, bis von der Embryologin die Erfolgsnachricht kommt:»Wir haben sie!« Nicht selten rollen den Patientinnen bei dieser erlösenden Botschaft Freudentränen über die Wangen.

Frauen, die den hohen Aufwand einer stimulierten IVF mit Narkose etc. kennengelernt haben, fragen bei der sanften IVF häufig ganz verwundert:»War das schon alles?« Speziell sie empfinden diese Form der IVF als wesentlich natürlicher. Und die meisten Patientinnen haben ja schon einschlägige Erfahrungen gemacht, ehe sie den Weg zur sanften IVF finden.

Nach der Punktion kann man gleich wieder seinen gewohnten Tätigkeiten nachgehen. Vom Ablauf her geht dann alles weiter wie bei einer herkömmlichen IVF. Nachdem die Eizelle aufgefunden wurde, wird sie mit dem Samen des Partners befruchtet. Bei einem sehr guten Spermiogramm schaffen das die »Leistungsschwimmer« in der Petrischale aus eigener Anstrengung. Im Grunde bedeutet dies eine natürliche Befruchtung, nur an einem anderen Ort, in der Glasschale. Andernfalls, wenn die Spermien nicht optimal sind, erfolgt eine ICSI, bei der ein Spermium in die Eizelle injiziert wird.

Meist wird der Embryo nach zwei bis fünf Tagen transferiert. Die Gelbkörperphase wird durch bioidentisches Progesteron (Präparat Utrogest oder das identische Progestan) unterstützt. Dies ist nötig, da mit der Eizelle auch Granulosazellen aus dem Follikel aspiriert werden. Die Granulosazellen des Follikels bilden nach dem Eisprung normalerweise das die Schwangerschaft erhaltende Hormon Progesteron. Da nach einer Punktion einige Granulosazellen fehlen, können die restlichen eventuell nicht ausreichend Progesteron produzieren. Daher sollte es zusätzlich zugeführt werden.

Unterschiede und Vorteile gegenüber der herkömmlichen IVF

Ebenso wie für die herkömmliche IVF gibt es auch für die sanfte verschiedene Vorbereitungsmöglichkeiten. Für die heute zumeist praktizierte hormonstimulierte IVF haben Sie ja bereits die unterschiedlichen Behandlungsprotokolle kennengelernt. Vergleichbares gibt es auch für die sanfte Form der Kinderwunschbehandlung. Hier ein Überblick:

Herkömmliche IVF

Ziel: Möglichst viele Eizellen gewinnen, um mehrere Embryonen zu erhalten, durch Punktion zu gewinnen und außerhalb des Körpers zu befruchten.

Herkömmliche (normale) IVF: Behandlungsprotokolle (wie oben beschrieben) mit GnRH-Agonisten oder GnRH-Antagonisten und FSH-Stimulation, um möglichst viele Eibläschen heranreifen zu lassen, HCG-Spritze zum Auslösen des Eisprungs oder Anstoßen der letzten Reifungsschritte.
Milde oder Low-Intensity-IVF (LI-IVF): Herkömmliche IVF mit geringer dosierten FSH-Spritzen, um maximal acht Eibläschen zu gewinnen, der Eisprung wird durch GnRH-Antagonisten unterdrückt. Beim Münchner Protokoll wird zuerst mit Clomifen und dann erst mit FSH stimuliert, dies für eine kürzere Zeit.

Sanfte IVF

Ziel: Möglichst die eine natürliche Eizelle, die im Leitfollikel heranreift, durch Punktion gewinnen und außerhalb des Körpers befruchten.

IVF naturelle®: Ein Oberbegriff für die sanfte IVF ohne FSH-Gaben.

Natural Cycle IVF (NC-IVF): Der Leitfollikel wird im natürlichen Zyklus durch Punktion gewonnen. Es erfolgt keine Auslösung mit HCG.

Kontrollierter Natural Cycle oder kontrollierte natürliche IVF: Der Leitfollikel wird im natürlichen Zyklus gewonnen, wobei eine HCG-Spritze bei einer Follikelgröße von 16 bis 20 Millimeter gesetzt wird. 36 Stunden später erfolgt die Punktion. HCG wird gegeben, um den Eisprung kontrollierbarer zu machen und die letzten Reifungsschritte auszulösen.

Mini-IVF: Hier wird der Leitfollikel durch Gabe von Clomifen oder geringste Gaben von FSH unterstützt, falls die Östrogenwerte nicht ausreichend sind. Der Eisprung wird dann mit HCG ausgelöst.

Modifizierter natürlicher Zyklus IVF (MNC-IVF): Ab Tag 10 oder ab 14 Millimeter Durchmesser des Leitfollikels werden täglich 0,25 Milligramm GnRH-Antagonist zusammen mit 150 Milligramm FSH gespritzt. Es muss nur über zwei bis drei Tage gespritzt werden. Der Eisprung wird mit HCG ausgelöst, wenn der Durchmesser des Leitfollikels 17 bis 18 Millimeter beträgt. Der Begriff MNC-IVF wird in Studien unterschiedlich verwendet. Insgesamt ist dieser Weg nicht mehr ganz so natürlich, kommt aber mit deutlich weniger Hormonen aus als die herkömmliche IVF.

Keine oder nur minimale Hormonstimulation

»Diesmal sollte die ICSI ohne Medikamente sein, im normalen Zyklus mit eben nur der einen Eizelle, die heranreift ... Es war alles einfach. Meine Frauenärztin nahm mir dreimal Blut ab und kontrollierte mit Ultraschall meine Eierstöcke. Die Ärztin des Kinderwunschzentrums gab mir Bescheid, wann ich die Eisprungspritze setzen musste und wann wir zur Eizellentnahme anreisen sollten. Im Grunde eine Easy-Going-IVF, wenn ich es mit dem Aufwand bei den vorherigen IVFs vergleiche«, so Yvonne über ihre Erfahrungen.

Die Vorteile einer sanften IVF liegen auf der Hand: Sie ist risikoärmer, billiger, weniger aufwendig – genauso, wie es Sir Robert Edwards gefordert hat. Die Risiken einer Hormonstimulation mit einem Überstimulationssyndrom, das schlimmstenfalls einen Krankenhausaufenthalt notwendig macht, können nicht vorkommen. Die Nebenwirkungen der Stimulationshormone fallen einfach weg.

Die Expertinnen unter meinen Patientinnen, die sowohl Erfahrungen mit IVF nach Hormonstimulation und IVF ohne Hormonstimulation haben, sind sich darin einig, dass die Belastung sehr gering ist. Hier noch die Stimme von Brigitte: »Das ist überhaupt nicht zu vergleichen. Während der Hormonstimulationen war ich immer ein anderer Mensch, mein Partner und ich haben uns dann fast zerfleischt. Bei der natürlichen IVF dagegen blieb ich ganz normal, ich bin nicht ausgerastet, alles war sehr entspannt und harmonisch zwischen uns.«

Die einzige zum Einsatz kommende Spritze, die zum Auslösen des Eisprungs, injiziert das Schwangerschaftshormon HCG und wird als angenehm empfunden. Lästig ist eher, dass sie zu einer bestimmten Zeit (auch mal um drei Uhr nachts) gesetzt werden muss. Einzig die Progesteroneinnahme empfinden manche Frauen als unangenehm. Die Gabe erfolgt meist über die Scheide und kann einen lästigen Ausfluss bewirken. Nebenwirkungen wie Gereiztheit oder innere Unruhe können allerdings durch Einnahme chinesischer Kräuter und begleitende Akupunktur deutlich reduziert werden.

Weniger Mehrlingsschwangerschaften

Von Ärzten auf Frühchenstationen wird immer heftiger gefordert, nur einen Embryo zu transferieren, um Probleme durch Mehrlingsschwangerschaften wie Frühgeburten und deren Folgen zu verhindern. Die Wahrscheinlichkeit, ein gesundes, reifes Baby zu bekommen, ist beim Transfer eines einzigen Embryos fünfmal höher.[79] Auch im Hinblick darauf machen Hormonstimulationen keinen Sinn, da sie nur das Ziel haben, möglichst viele Embryonen heranzuzüchten. Ein Embryo, nämlich der eine, der gebraucht wird, kann auch in einem natürlichen Zyklus heranreifen, jeden Monat neu. Frühgeburten durch Zwillings- oder Drillingsschwangerschaften und folglich Leid für Kinder (niedriges Geburtsgewicht, Hirnblutungen, Blindheit oder auch Todesfälle) und Eltern werden vermieden.

Keine Narkose

»Der ganze Behandlungsablauf war mit einem wesentlich geringeren Aufwand verbunden als die bisherigen, da kaum Wartezeiten entstanden und die Punktion zudem auch ohne Narkose erfolgte, was gut auszuhalten war. Zudem fand ich es sehr spannend, die Punktion unmittelbar mitzubekommen, und mein Herz schlug höher, als uns die nette Biologin aus dem Nebenzimmer zurief, sie habe die Eizelle gefunden«, berichtet Nadine.

Viele Ärzte sind davon überzeugt, dass eine Narkose zu jeder künstlichen Befruchtung gehört. Wenn viele Follikel punktiert werden müssen, sind Punktionen ohne Narkose tatsächlich sehr schmerzhaft, wie ich aus eigener Erfahrung berichten kann. Dass die Punktion des einen Follikels bei einer sanften IVF ohne Narkose möglich ist, ist für viele unvorstellbar. »Es war nur ein Piks und ich habe so gut wie nichts gespürt«, berichten Patientinnen später ihren ungläubigen Frauenärztinnen. 80 Prozent der Frauen empfinden die Punktion nicht schmerzhafter als eine Blutabnahme. Bei großer innerer Anspannung und Enttäuschungsstimmung kann der Schmerz auch intensiver wahrgenommen werden. Eine Akupunktur vor der Entnahme kann hier sehr hilfreich sein. Eine Narkose stellt immer ein Risiko dar, das, wenn möglich, vermieden werden sollte.

Fiona kann mitreden, sie hat Erfahrung mit der hormonstimulierten ICSI. Zudem litt sie jahrelang an Amenorrhoe (fehlende Regelblutung). Es war erstaunlich für sie, als sich bereits kurze Zeit nach Beginn der SART-Therapie in ihrem Unterleib etwas zu regen begann – und Fiona freute sich riesig, als sie erstmals wieder eine natürliche Regelblutung hatte, ohne Hormongaben. Seither hat sie eine regelmäßige Menstruation. Ein Multivitaminpräparat mit Spurenelementen, die Einnahme von Ease Pearls (Classical Pearls) und eine individuelle TCM-Granulatmischung scheinen sie erfolgreich angeschoben zu haben. Auch traumatische Kindheitserinnerungen, wie den frühen Tod ihrer Mutter und eine abwertende, kalte Stiefmutter, konnte sie während der Behandlung bearbeiten.

Es dauerte noch ein paar Monate, bis sie bereit war, sich erneut auf eine ICSI einzulassen. Im Kinderwunschzentrum fühlte sie sich geborgen und individuell betreut. Aus dem ersten Klinikum hatte sie sehr fürsorgliche Ärzte in Erinnerung, aber an einen Spontanzyklus war damals, zumal ohne stabilen eigenen Zyklus, nicht zu denken. Diesmal war es anders. Die Entnahme der Eizelle war unvergleichbar angenehmer ohne Narkose. Nur einen kleinen Piks verspürte sie beim Einstechen der Punktionsnadel. Es war für Fiona ein beruhigendes Gefühl, während der Eientnahme alles mitzubekommen und sogar mithelfen zu können, ihren Eierstock mit der Hand in Richtung der Punktionsnadel zu drücken. Kein Kontrollverlust, kein passives Über-sich-ergehen-Lassen, kein demütigendes OP-Hemdchen. Anschließend sofort fit zu sein, aufstehen zu können und gleich mit dem Auto nach Hause fahren zu können – das war eine schöne Erfahrung.

Keine Behandlungspause

In jedem natürlichen Zyklus gibt es monatlich eine Chance, schwanger zu werden. Nach einer herkömmlichen, stimulierten IVF sollte man mindestens einen Monat, besser zwei, mit den Hormongaben aussetzen, denn jede Stimulation bringt den Körper aus dem Gleichgewicht und es braucht bis zu acht Wochen, bis sich der natürliche Zyklus wieder einpendelt. Bei einer natürlichen IVF kann man jedoch Monat für Monat sein Glück versuchen. Die meisten Patientinnen verkraften einen negativen Schwangerschaftstest daher besser und fallen nicht in ein so tiefes Loch, da absehbare 14 Tage später bereits wieder eine Möglichkeit offensteht. Und auch das Abstürzen auf der Hormonachterbahn fällt weg.

Marlene nutzte außerdem die Möglichkeiten der TCM: »Nach einer kurzen und medizinisch notwendigen Pause machte ich weitere Versuche. Alle drei mit negativem Ergebnis. Mein Umfeld (Mann, Mutter, Freundin) drängte mich, eine Pause zu machen. Doch für mich gab es nur entweder ganz aufhören und damit aufgeben oder ohne Pause weitermachen, denn jeder Zyklus könnte der richtige sein. Ich wollte einfach keine gute Eizelle verschwenden. Durch die Behandlung mit Ease Pearls reduzierte sich meine Anspannung, die Menstruationsbeschwerden nahmen ab. Und durch Guan Yin Pearls sowie Vitamine und Omega-3-Fettsäuren verbesserte sich die Qualität der Eizellen. In den Therapiestunden konnten wir einige dramatische Lebenssituationen bearbeiten, in denen ich die volle Verantwortung für meine Mutter übernommen hatte, eine übergroße Belastung für ein kleines Mädchen.

Beim nun insgesamt zwölften Versuch startete ich ohne große Hoffnung. Eigentlich wollte ich fast nicht mehr, ich hatte schon Angst vor dem Anruf: Sie sind leider nicht schwanger. Ich konnte und wollte es nicht mehr hören. Dieses Mal hieß es jedoch: Sie sind schwanger. Ich konnte es nicht glauben, denn ich hatte überhaupt nicht damit gerechnet ... Die Kinderwunschbehandlungen für unser zweites Kind waren psychisch weniger belastend. Ich konnte gelassener sein, denn es war nicht mehr das Alles oder Nichts, würde ich jemals Mutter sein oder nicht. Ich war jetzt Mama, egal wie die zweite Runde der Behandlungen ausginge. Und ich wusste, dass ich mit der sanften IVF sicher wieder schwanger werden würde und es nur eine Frage der Zeit ist. Zwar war es auch nicht einfach, aber die Belastung war deutlich geringer.«

Insgesamt sind die Mediziner bei der sanften und oft ganzheitlich begleiteten Kinderwunschbehandlung vorsichtiger und bitten um mehr Geduld als ihre Kollegen der herkömmlichen IVF. Dazu eine Patientin: »Die stimulierte ICSI hatte ich schon hinter mir und als mir die Ärztin im ›sanften‹ Kinderwunschzentrum erklärte, dass wir uns auf ein Jahr Behandlung einstellen sollten, war das ja auch nicht länger als die Zeit, die bei den drei vorangegangenen, hormonstimulierten ICSI vergangen war. Bei der ersten hormonstimulierten ICSI hatte ich dagegen den Eindruck vermittelt bekommen: Das haben wir gleich, in drei Monaten sind Sie schwanger.«

Das Argument für eine herkömmliche IVF ist meist, dass man weniger Behandlungszyklen brauche. Unterschwellig werden viele Patientinnen in den Glauben versetzt, dass sie mithilfe der Stimulation schneller schwanger würden. Tatsächlich haben Studien gezeigt, dass man mit einer natürlichen IVF oder ICSI im Durchschnitt einen Behandlungszyklus länger braucht, um schwanger zu werden.[80] Weil jedoch in einem bestimmten Zeitraum mehr Behandlungsversuche bei der natürlichen IVF und ICSI gemacht werden können, ist die Wahrscheinlichkeit, in einem Jahr schwanger zu werden, bei der natürlichen IVF letztlich höher. Werden Körper und Geist durch eine Vorbehandlung mit TCM oder SART zudem ins Gleichgewicht gebracht, erhöht sich die Chance, nach der Behandlung mit einem Baby nach Hause zu gehen, weiter.

Die Erfahrung aus meiner Praxis zeigt, dass es vor allem darauf ankommt, wie gut die innere Schwangerschaftsbedingung, das innere Milieu einer Frau ist. Befindet sie sich selbst in ihrer Mitte oder hofft sie, durch ein Kind dieses Gleichgewicht zu erreichen? Das Milieu im Eierstock ist wesentlich für die Entwicklung der Eizelle. Und es braucht, je älter die Frau ist, entsprechend länger, bis sich eine embryo-freundliche Umgebung einstellt. Während der natürlichen Entwicklungsphasen der Eizelle zwischen drei und elf Monaten muss man den Körper unterstützen, beispielsweise durch TCM und eine gesunde Lebensweise mit Atemübungen, Qi Gong, sinnvoller Ernährung, Kräutern, Akupunktur, Moxibustion und einer Harmonisierung des Geistes. Ist dies der Fall, können Frauen auch schon bei der ersten IVF oder ICSI im Spontanzyklus schwanger werden. Besonders häufig beobachte ich dies bei Frauen unter 35 Jahren, die eine ICSI nur aufgrund der schlechten Spermienbefunde des Partners durchführen lassen.

Kaum Aufwand

»Das war wirklich kein Aufwand. Nur dreimal im Labor bei uns zu Hause Blut abnehmen lassen und die Hormonwerte telefonisch durchgeben. Nur zur Punktion und zum Transfer musste ich in die Kinderwunschklinik fahren«, so Uta über ihre Erfahrungen mit natürlicher ICSI.

Für Patientinnen, die schon verschiedene Stimulationsprotokolle hinter sich haben, die sich jeweils bis zu zwei Monate hinziehen können, ist ein natürlicher Zyklus ausgesprochen unkompliziert. Waren sie zuvor durch das tägliche Spritzen immer wieder daran erinnert, gerade »in Behandlung« zu sein, und in ständige Angst versetzt, bloß nichts falsch zu machen und keine Spritze zu vergessen, geht es bei IVF im Spontanzyklus nur noch darum, den richtigen Zeitpunkt für die Entnahme der Eizelle zu erwischen. Dadurch, dass die aufwendige Vorprozedur wegfällt, gibt es auch den enormen Druck nicht, der den Hauptstress bei der herkömmlichen Kinderwunschbehandlung ausmacht. Da auch keine Überstimulierung zu befürchten ist, müssen nicht ständig Laborkontrollen und Anpassungen der Hormondosierungen vorgenommen werden. Der Alltag wird weniger durch den Behandlungszyklus gestört. Besteht ein regelmäßiger Zyklus, ist der Eisprung einigermaßen vorhersagbar und es braucht keine ständigen Ultraschallkontrollen der Follikel und somit keine Klinikbesuche. Bei längeren Anfahrten können die wenigen nötigen Kontrollen auch von der Frauenärztin vor Ort durchgeführt werden. Und dadurch, dass die teuren Stimulationsmedikamente, die Narkose und die Kryokonservierung wegfallen, ist der finanzielle Aufwand ebenfalls deutlich geringer.

»Eigentlich kann man die Verfahren von der Anspannung her gar nicht miteinander vergleichen, da man bei der natürlichen IVF nur eine Auslösespritze setzt und bei der künstlichen IVF schon tagelang täglich mehrere Spritzen setzen muss.

Allein das habe ich immer als große Belastung empfunden. Nicht nur die zugeführten Hormone bereiteten mir Schwierigkeiten, sondern auch stets die genauen Spritzenzeiten im Auge zu behalten und in den Tagesablauf zu integrieren. So entstand für mich schon während der Vorbereitung der künstlichen IVF eine enorme Anspannung.

Der Transfer bei der sanften IVF läuft vom Vorgang her zwar ähnlich ab wie bei der künstlichen IVF, jedoch habe ich hier wahnsinnig große Unterschiede gefühlt. Ich hatte das Gefühl, mich richtig auf den Embryo freuen und einrichten zu können und ihn willkommen heißen zu können. Dies liegt bestimmt auch daran, dass man die Zeit zuvor recht entspannt verbringen konnte und vor allem nicht so stark unter Hormoneinfluss stand. Kurzum: Die Methode ist einfach nicht mit der künstlichen IVF zu vergleichen!«, so weit Klara nach zwei hormonstimulierten IVF und zwei sanften IVF.

Weniger Leistungsdruck

»Ihr AMH ist sehr schlecht, so reifen nicht genug Eizellen!« Diese Aussage kam für Katharina einem Todesurteil gleich. Von Kindheit an gewohnt, um ihre Existenzberechtigung kämpfen zu müssen und Leistung zu zeigen, schien sich dieses Thema nun auch auf ihren Kinderwunsch zu übertragen. Sie wünschte sich sehnlichst eine eigene Familie. Auch dafür musste sie wieder kämpfen – doch nun schien alles aus zu sein. AMH unter 1. Dieser Wert ging ihr nicht mehr aus dem Kopf. Die Kinderwunschbehandlung stand sofort wieder unter ihrem Lebensthema »Leistung bringen«, um sich ihre Existenzberechtigung und ihr Glück zu sichern. Kämpfen, kämpfen und bloß nicht loslassen. Tatsächlich hatte sie bei der Stimulation nur eine Eizelle entwickelt, trotz Maximaldosis. Der Arzt schien recht zu haben, bei ihr würde das wohl nichts mehr. Doch mit der natürlichen IVF kann sie heute andere Erfahrungen machen und schaut mittlerweile zuversichtlich in eine Zukunft mit Kind.

Bei einer natürlichen IVF gibt es den sonst üblichen Leistungsdruck nicht. In einem spontanen Zyklus reift normalerweise eine Eizelle heran, in Ausnahmefällen zwei, eine in jedem Eierstock oder auch mal zwei auf der gleichen Seite. Daher besteht kein Druck, die »beste Legehenne« mit möglichst vielen Eizellen zu werden. Werden wirklich mal zwei Eizellen punktiert, bedeutet das eine zusätzliche Chance und keine Enttäuschung wie üblicherweise, wenn »nur« zwei Eizellen gewonnen werden können.

Ein niedriger AMH heißt auch nur, dass die Stimulierbarkeit bei einer hormonunterstützten IVF schlechter sein wird. Der Wert ist nicht gleichzusetzen mit dem Beginn der Wechseljahre. Ein niedriger AMH oder sogar ein Wert von 0,0 bedeutet also nicht automatisch, dass keine Chance auf ein Kind besteht. Einige IVF-Zentren lehnen bei diesem Wert eine herkömmliche Behandlung ab und deuten schulterzuckend an, dass man wohl zu spät dran sei. Bei einer natürlichen IVF ist hingegen entscheidend, ob ein Follikel heranreift, der AMH-Wert spielt nicht die große Rolle.

Günstigeres Mikromilieu im Follikel

Dieses Thema wurde bereits bei der gewöhnlichen IVF angeschnitten: Ob sich eine Eizelle gut entwickelt und das Potenzial hat, zu einem Baby heranzuwachsen, hängt von einem ganzen System ineinandergreifender Faktoren ab. Das Milieu im Follikel und der Spindelapparat beispielsweise spielen eine wichtige Rolle. Das Milieu im Follikel aber wird durch eine Hormonstimulation negativ verändert, wie wir gesehen haben.

Es ist bekannt, dass die Qualität des Embryos unter anderem mit dem Wert des AMH in der Follikelflüssigkeit bei der Punktion zusammenhängt – da der AMH-Wert einen Hinweis auf die Aktivität der Eierstöcke gibt.[81] Aber wie schon gesagt: Der AMH-Wert im Blut ist weniger entscheidend als der im Follikel, und die beiden Werte können sich deutlich voneinander unterscheiden. Und: Bei einer IVF im natürlichen Zyklus wurden in der Follikelflüssigkeit signifikant höhere AMH-Werte als bei einer herkömmlichen IVF gefunden, worauf die höhere Einnistungsrate und die bessere Embryoqualität natürlicher Zyklen unter anderem zurückgeführt wird.[82] Neben den Werten für AMH waren in der gleichen Schweizer Studie auch die Östrogen-, Testosteron- und Luteinisierendes-Hormon-(LH-)Werte bei natürlichen Zyklen höher – alles Faktoren, die die Embryoqualität günstig beeinflussen. Um mit Michel de Montaigne zu sprechen: »Die Natur gibt uns immer bessere Gesetze, als wir erfinden.« Sie hat die Prozesse der Fortpflanzung in Millionen von Jahren optimiert und durch Hormongaben werden sie zu häufig eher gestört als verbessert.

Besseres Milieu in der Gebärmutter

Damit sich ein Embryo erfolgreich einnistet, ist das Milieu in der Gebärmutter wesentlich, ähnlich wie die Erde, in die ein Samen fällt, entscheidend für das Wachstum der Pflanze ist. Die Bedeutung eines nährenden Milieus in der Gebärmutter für die Einnistung findet immer mehr wissenschaftliche Beachtung. Ähnliche Erkenntnisse hatten bereits die alten Chinesen, wenn sie feststellten, dass eine günstige Schwangerschaftsbedingung vorliegen müsse, damit sich ein Baby entwickeln könne. Damit eine Schwangerschaft eintreten kann, muss nach überlieferter Auffassung reichlich Nieren-Qi vorhanden sein, der Energiefluss in den Leitbahnen zur Gebärmutter muss frei und in ihr ein embryofreundliches Klima vorhanden sein.

In den letzten Jahren wurde immer klarer, dass das Milieu

in der Gebärmutter im natürlichen Zyklus »embryofreundlicher« ist und durch Hormonstimulationen »embryofeindlich« wird.[83] Da zudem GnRH-Antagonisten, die bei der milden oder der modifizierten natürlichen IVF oder ICSI zur Unterdrückung des Eisprungs verwendet werden, die Rezeptivität der Gebärmutter etwas herabsetzen, sollten sie möglichst vermieden und nur im Notfall verwendet werden.

Diese Erfahrung konnte auch Thea machen. Als Naturwissenschaftlerin konnte sie sich erst überhaupt nicht vorstellen, dass IVF mit nur einer Eizelle funktionieren könnte. Bei sieben stimulierten Zyklen wurden bei ihr über 80 Eizellen punktiert und nie konnten alle befruchtet werden. Zum Transfer kamen maximal zwei Embryonen, und die befruchteten Eizellen konnten nie kryokonserviert werden. Und jetzt sollte es ohne Hormone und nur mit einer Eizelle klappen? Trotz ihrer Skepsis war Thea neugierig und wollte wenigstens einen Versuch wagen. Sie hatte das Gefühl, dass sie dringend etwas ändern musste, und wollte nicht noch weitere stimulierte Zyklen nach Schema F machen. Das Ergebnis: Es konnte eine Eizelle punktiert werden, die sich befruchten ließ und transferiert wurde. Nach knapp zwei Wochen erfuhr Thea, dass sie schwanger war. Zuerst konnte sie es nicht glauben. Trotz aller Zweifel und Skepsis war es passiert. Dieses Mal waren die weiteren Bluttests in Ordnung, das HCG stieg an.

Keine Kryokonservierung

Da in einem natürlichen Zyklus maximal zwei Eizellen heranreifen, findet keine Embryonenproduktion auf Vorrat statt, die eine Kryokonservierung nötig machen würde. Zudem werden die Risiken epigenetischer Veränderungen, die bei kryokonservierten Embryonen nachgewiesen wurden[84], vermieden. Die natürliche IVF kann dabei auch für Paare mit moralischen oder religiösen Bedenken, mehr Embryonen als nötig zu produzieren, einen gangbaren Weg zum Nachwuchs bedeuten.

Eher lebensfähige Embryonen

Die Entdeckung, dass sich Embryonen aus natürlichen Zyklen besser einnisten als Embryonen aus stimulierten Zyklen, hat einige Reproduktionsmediziner zu weiteren Forschungen veranlasst. Eine Arbeitsgruppe aus Oslo beobachtete bereits 1992 an Mäusen, dass die Entwicklung der Embryonen nach Hormonstimulation um 40 Prozent schlechter war, verglichen mit Embryonen aus einem natürlichen Zyklus. Weniger Mäusefeten überlebten oder sie waren in ihrer Entwicklung verlangsamt und ihr Geburtsgewicht war niedriger.[85] Alle hier dargestellten Vorteile der natürlichen IVF – insbesondere das günstigere Milieu im Follikel und in der Gebärmutter – führen naturgemäß auch zu gesünderen und lebensfähigeren Embryonen.

Höheres Geburtsgewicht der Kinder

Verglichen mit spontanen Schwangerschaften haben Kinder nach einer hormonstimulierten IVF und ICSI ein durchschnittlich niedrigeres Geburtsgewicht.[86] Als Ursache werden neben dem höheren Alter der Mütter die zugrunde liegenden Fruchtbarkeitsstörungen an sich verantwortlich gemacht. In einzelnen Publikationen wird auch die Hormonstimulation als Ursache gesehen und der Umstand, dass Einlinge häufig zuerst als Zwillingsschwangerschaften beginnen, bei denen ein Zwilling später verschwindet.

2009 verglich eine holländische Studie rückblickend die Geburtsgewichte von Kindern, die nach herkömmlicher IVF oder einem modifizierten natürlichen Zyklus geboren wurden. Das

Geburtsgewicht der Kinder aus der natürlichen IVF war signifikant höher als bei Einlingen nach herkömmlicher IVF.[87] Keines der Kinder aus der natürlichen IVF war eine extreme Frühgeburt, also vor der 32. Woche geboren, im Gegensatz zu den Kindern, die mithilfe der herkömmlichen IVF gezeugt wurden.

Weniger epigenetische Veränderungen bei den Kindern

Wie schon im Kapitel zur »herkömmlichen« IVF beschrieben, werden bei Kindern nach Hormonstimulationen veränderte Herzkreislaufkennzahlen gefunden. Wie bereits berichtet fand 2013 eine sorgfältige niederländische Studie, dass vierjährige Kinder, die nach einer natürlichen IVF entstanden waren, normale Blutdruckwerte aufwiesen, im Gegensatz zu einer Vergleichsgruppe, bei der die Kinder nach einer herkömmlichen IVF entstanden waren.[88] Diese Vergleichsgruppe hatte bereits im Alter von vier Jahren signifikant erhöhte Blutdruckparameter.

Die Gründe hierfür müssen weiter erforscht werden. Vermutet werden epigenetische Veränderungen durch die Hormonstimulationen, denen natürlich herangereifte Eizellen nicht ausgesetzt sind. Wieder ein Hinweis, dass Klasse wichtiger ist als Masse. Die langfristige Gesundheit der Kinder sollte bei der Überlegung, für welche IVF-Form man sich entscheidet, mit bedacht werden. Das Betrachten der Erfolgsstatistik allein wäre zu kurz gedacht.

Mehr Babys pro gewonnene Eizelle

Die Baby-Take-Home-Rate (BTH), also wie viele Babys nach einer Behandlung geboren werden, ist eine wesentliche Kenngröße der Reproduktionsmedizin. Natürlich klingt es immer etwas kühl, wenn Babys – neues Leben, der Herzenswunsch der Eltern – in Zahlen und Prozenten dargestellt werden. Doch es ist wichtig, um mit stichhaltigen Argumenten vergleichen zu können, wie es um den Erfolg einer herkömmlichen und einer sanften IVF steht. Daher an dieser Stelle ein wenig Statistik.

»Nach acht künstlichen Befruchtungen in zwei verschiedenen großen Kinderwunschzentren war ich einmal kurz schwanger geworden. Dann erfuhr ich durch Zufall, dass eine ICSI auch ohne Hormonstimulation möglich ist. In dem neuen kleinen Zentrum sind nur zwei Ärztinnen und ein gut organisiertes Praxisteam tätig. In dieser privaten Atmosphäre wurden alle meine Fragen in Ruhe beantwortet, man nahm sich Zeit, ich wurde termingerecht zurückgerufen und fühlte mich zum ersten Mal aufgehoben und entspannt.

Auch war die natürliche Embryoqualität deutlich höher als zuvor. Wir erreichten eine fast 90-prozentige Befruchtungsrate und insgesamt drei Schwangerschaften in einem Zeitraum von zwei Jahren. Zwei endeten vorzeitig und eine besteht derzeit im sechsten Monat. Wenn ich die Behandlungen bei den großen Zentren dagegenhalte und sehe, dass in all der Zeit unter der Gabe von Hormonen bei acht Versuchen aus 32 entnommenen Eizellen 14 transferiert wurden und nur eine Schwangerschaft daraus hervorgegangen ist (3 Prozent Schwangerschaftsrate pro entnommene Eizelle) und diese ebenfalls vorzeitig endete (0 Prozent Babys pro entnommene Eizelle), so steht dies in keinem Verhältnis zu der ›natürlichen‹ Variante. Bei 13 gewonnenen Eizellen wurden 10 transferiert und es kam zu drei Schwangerschaften (23 Prozent Schwangerschaftsrate pro entnommene Eizelle) und einer fortlaufenden Schwangerschaft (7 Prozent Babys pro entnommene Eizelle).« So Iris, mittlerweile 39 Jahre, über ihre Erfahrungen mit den verschiedenen Methoden und Zentren.

Und dies ist kein Einzelfall. Annettes persönliche Statistik: Bei sechs hormonstimulierten ICSI wurden insgesamt 109 Eizellen gewonnen, es kam zu acht Transfers von je zwei Embryonen, aber zu keiner Schwangerschaft. Bei der natürlichen ICSI nach der SART-Behandlung wurden bei zwei Punktionen zwei Eizellen gewonnen. Es kam zu einem Embryotransfer, aus dem sich eine kleine Tochter entwickelte. Das heißt 50 Prozent BTH/Eizelle.

Die Statistik bei Mirja spricht ebenfalls für sich: Bei den hormonstimulierten ICSIs gab es bei 80 punktierten Eizellen einmal einen positiven Schwangerschaftstest. SSR: 1 Prozent pro Eizelle. Kein Baby: BTH 0 Prozent. Bei der sanften ICSI plus SART-Behandlung gab es dann bei zwölf Eizellen vier positive Schwangerschaftstests, also eine SSR von 33 Prozent pro Eizelle. Zwei Babys, also 16 Prozent pro Eizelle. Der Erfolg ist eindeutig und dies trotz Mirjas langer Endometriose-Vorgeschichte.

Nach diesen Fallbeispielen stellt sich die Frage: Wie hoch sind die Schwangerschaftsraten allgemein? Man kann die Schwangerschafts- und Geburtenraten pro gewonnene Eizelle, pro Behandlungsversuch, pro Punktion, pro Embryotransfer oder die kumulativen Schwangerschafts- und Geburtenraten eines Paares betrachten. Für ein Paar sind vor allem Letztere interessant, das heißt: Wie viele Paare konnten nach wie vielen Behandlungen wirklich mit einem Kind nach Hause gehen? Die meist angegebenen Schwangerschaftsraten pro Embryotransfer eignen sich eher für wissenschaftliche Vergleiche. Schwangerschaftsraten pro gewonnene Eizelle werden seltener ausgewiesen.

Schauen wir uns einzelne Ergebnisse an, wobei ich aus den mittlerweile recht zahlreich vorliegenden Studien hier nur einige wenige wiedergeben möchte. Allmählich gibt es diese nämlich auch für die natürliche IVF, obwohl das Verfahren neu und noch nicht sehr weit verbreitet ist. Leider werden im Deutschen IVF-Register (DIR) bisher nur die hormonstimulierten IVFs erfasst und deren Ergebnisse ausgewertet. Eine Analyse konnte 2013 aber immerhin schon sechs randomisierte Studien einschließen, die sanfte IVF und herkömmliche IVF miteinander verglichen.[89] Die Forscher fanden keinen Unterschied in der kumulativen Babyrate zwischen natürlichem Zyklus und herkömmlicher IVF. Die Schwangerschaftsraten pro begonnenem Zyklus waren, da öfter keine Eizelle gewonnen wurde, zwar in der natürlichen IVF signifikant niedriger, nach drei Zyklen war jedoch kein Unterschied mehr erkennbar. Das Hauptargument für eine hormonstimulierte IVF heißt immer wieder, dass durch die höhere Anzahl übertragener Embryonen die Schwangerschaftsraten höher und die Frauen schneller schwanger würden. Dieses Argument konnte durch diese Analyse widerlegt werden.

Die Schwangerschaftsraten pro Embryotransfer (SSR/ET) liegen in der Altersgruppe unter 35 Jahren bei der sanften IVF mit 25 Prozent ähnlich hoch wie bei einer stimulierten IVF mit 29,1 Prozent, bei der häufig zwei Embryonen übertragen werden.[90]

Betroffene Paare interessieren sich jedoch vor allem für die realen kumulativen Geburtenraten, also dafür, wie viele Paare, die eine Praxis betreten, letztlich wirklich ein Baby bekommen. Diese kumulativen Geburtenraten sind bei einer sanften IVF vergleichbar hoch wie bei der herkömmlichen IVF, nicht zuletzt, da die Paare weniger schnell aufgeben, die Belastung nicht so hoch ist und monatlich ohne Pause wiederholt werden kann.

Bereits 2001 hat die Vorreiterin des natürlichen IVF-Zyklus, Frau Prof. Geeta Nargund aus London ihre ersten Ergebnisse publiziert. Von den 52 teilnehmenden Frauen der Studie wurden 23 schwanger und bekamen 16 Babys. Demnach lagen die kumulativen Schwangerschaftsraten nach durchschnittlich 3,49 Zyklen bei 44 Prozent, die Lebendgeburtsrate bei 31 Prozent.[91] Frau Prof. Nargund schlug damals schon vor, dass die natürliche IVF immer als Serie angeboten werden und ausnahmslos vor einer herkömmlichen IVF versucht werden sollte.

In einer 2014 erschienenen japanischen Studie wurden in der Rückschau die Baby-Take-Home-Raten (BTH) in natürlichen IVF- oder ICSI-Zyklen ermittelt. Im Durchschnitt waren zwischen einem und neun Behandlungszyklen durchgeführt worden. Bei dieser Auswertung der Ergebnisse von 727 Frauen, denen entweder im natürlichen Zyklus oder nach einer milden Stimulation mit Clomifen ein einziger Embryo transferiert wurde, wurde deutlich: Von den 26- bis 34-Jährigen bekamen 65 Prozent ein Baby, von den 35- bis 37-Jährigen 60 Prozent, von den 38- bis 40-Jährigen 39 Prozent, von den 41- bis 42-Jährigen 15 Prozent und von den 43- bis 44-Jährigen 5 Prozent.[92]

Die Zahlen aus Japan sind besonders überzeugend, da nur ein Embryo transferiert wurde und nicht zwei, wie es bei der herkömmlichen IVF oft der Fall ist. Diese Zahlen zeigen, wie wichtig die Erfahrungen des Zentrums mit einer sanften IVF und die Ausdauer der Patientinnen sind.

Wird die Behandlung mit chinesischer Medizin ganzheitlich unterstützt, können meiner Erfahrung nach höhere kumulative Lebendgeburtraten erreicht werden, bedingt sowohl durch eine bessere Eizellqualität wie vermutlich auch durch ein embryofreundlicheres Milieu in der Gebärmutter. Auch in der Schwangerschaft treten weniger Komplikationen auf. Eine große australische Übersichtsarbeit bestätigt dies. Bei einer begleitenden TCM-Behandlung fand sie eine 1,7-fach erhöhte Schwangerschaftswahrscheinlichkeit bei IVF und ICSI.[93] Eine englische Auswertung verschiedener Studien fand hingegen keinen Effekt.[94]

Werden die Schwangerschaftsraten aufgrund der Anzahl der gewonnenen Eizellen berechnet, kippt die Statistik eindeutig zugunsten der natürlichen IVF, wie auch die Fallbeispiele aus diesem Buch zeigen. Bei einer hormonstimulierten IVF kommt man auf 0 bis 5 Prozent Schwangerschaften pro gewonnene Eizelle, bei der natürlichen IVF auf 5 bis 33 Prozent.[95] Bei vielen

Fallbeispielen in diesem Buch, insbesondere nach zusätzlicher SART-Behandlung, lagen die Raten sogar deutlich höher.

Zugespitzt lässt sich sagen: Der natürliche Embryo ist durch seine höhere »Bioqualität« und durch den natürlichen Selektionsprozess in seiner Lebensfähigkeit einem Embryo aus der »Massenproduktion« überlegen. Ein Embryo aus einem natürlichen Zyklus hat eine höhere Implantationsfähigkeit[96] und die Gebärmutter ist embryofreundlicher. Vor allem aber sind die erreichten Schwangerschaften mit einer deutlich geringeren Belastung für die Mütter verbunden. Da die Frauen zudem öfter bereit sind, sich einer sanften IVF zu unterziehen als einer herkömmlichen IVF, geben sie weniger schnell auf. Am Ende halten, wie ich Jahr für Jahr in der Praxis erfahre, deutlich mehr Frauen ein Baby im Arm. Die Wahrscheinlichkeit, dass sich in einem Monat eine gute Eizelle bildet, ist nicht immer gleich. Durch die verschiedenen ganzheitlichen fruchtbarkeitsfördernden Maßnahmen, die in diesem Buch ansatzweise vorgestellt werden, erhöht sich die Wahrscheinlichkeit, dass sich die Durchblutung des Beckens und die Eizellqualität verbessern. Da die meisten meiner Patientinnen anfangs »austherapiert« und »ausgelaugt« sind, brauchen sie zunächst eine längere Phase der Regeneration.

Kliniken, die sich dem neuen Trend zu natürlichen IVF verschrieben haben und bereits viel Erfahrung darin haben – wie in Japan (Kato Klinik), in London (Create Fertility) oder in New York (Newhopefertility) erreichen kumulative Geburtenraten von 55 Prozent pro Embryotransfer mit natürlichen oder ganz mild stimulierten IVFs, bei denen nur ein Single-Embryotransfer, allerdings inklusive Eizellspenden, stattfindet.

Die folgende Übersichtstabelle soll eine Orientierung im Statistikdschungel sein. Die Ergebnisse sind stark vom Alter der Patientin, der Diagnose des Paares und der Methode abhängig. Die besten Ergebnisse gehören zu den jüngeren Jahrgängen.

	reale Ergebnisse SET	reale Ergebnisse DET	erwartete Ergebnisse	reale Ergebnisse sanfte IVF
Schwangerschaften / Embryotransfer	0 bis 38 % (laut DIR 18,64 %)	9 bis 58 % (laut DIR 31 %)	45 bis 53 %	5 bis 33 %
Geburten / Embryotransfer	0 bis 22 %t (laut DIR 15 %)	4 bis 34 % (laut DIR 20 %)	35 %	9 bis 20 %
kumulative Schwangerschaftsraten	5 bis 65 %	31 bis 73 %	66 bis 95 %	8 bis 68 %
Schwangerschaft pro gewonnene Eizelle	0 bis 5 %	0 bis 5 %	20 %	0 bis 33 %
kumulative Geburtenraten pro Patientin	1 bis 55 %	1 bis 65 %	50 bis 95 %	1 bis 65 %

SET: Single Embryo Transfer – Transfer eines Embryos
DET: Double Embryo Transfer – Transfer von zwei Embryonen
DIR: Deutsches IVF-Register mit Aussagen über die durchschnittlichen Behandlungsergebnisse aller deutschen Zentren (hier 2013)
Erwartete Ergebnisse: aus der Wahrscheinlichkeitsangabe der IVF-Zentren

Geeignet für Low Responderinnen

»Mir wurde gesagt, dass ich kaum eine Chance hätte, da ich nach Höchstdosen der Stimulationshormone nur zwei schlechte Eizellen produziert hatte. Nun wurden bei der natürlichen IVF sogar zwei Eizellen gewonnen, von denen eine schön weiterwuchs«, so Michaela über ihre Erfahrungen.

Low oder Poor Responderinnen gibt es nur bei einer herkömmlichen IVF oder ICSI, denn es bedeutet, dass sie auf die Hormonspritzen nur wenige Eizellen (bis zu vier) produzieren oder, wie oft zu lesen ist, dass ihre Eierstöcke auf Hormongaben unzureichend reagieren. Etwa 10 Prozent aller IVF-Patientinnen machen diese Erfahrung, sie erhalten gewissermaßen Note 6 und erreichen das Klassenziel nicht. Bei einer sanften IVF gibt es diese Begriffe nicht, da von vornherein klar ist, dass nur eine bis maximal zwei Eizellen gewonnen werden können.

Low Responderinnen stellen für jedes konventionell arbeitende Kinderwunschzentrum eine Herausforderung dar. Und so wird bei ihnen auch am ehesten gewagt, den Pfad der Hormonstimulation zu verlassen. Denn es macht nun wirklich keinen Sinn, Frauen hohen Hormondosen auszusetzen, wenn am Ende doch nur eine oder zwei Eizellen punktiert werden können.

Für Low Responderinnen hat ein Versuch mit der natürlichen IVF bessere Chancen, doch noch schwanger zu werden, als selbst eine geringe Hormonstimulation: In einer italienischen Studie wurden 129 Patientinnen, die zuvor schlecht auf Hormonstimulationen reagiert hatten, in zwei Gruppen eingeteilt. Beide Gruppen erhielten eine ICSI im natürlichen Zyklus, beide bekamen eine HCG-Auslösespritze, eine zusätzlich eine geringe Dosis FSH und GnRH-Antagonisten. Die Implantationsrate in der ersten Gruppe war 14,9 Prozent gegenüber 5,5 Prozent in der zweiten Gruppe mit leichter Stimulation. Und dies obwohl in der Hormongruppe doppelt so viel Eizellen pro Punktion gewonnen worden waren. Ganz natürlich vorzugehen war also fast dreimal erfolgreicher. Zudem zeigte sich, dass die Frauen im natürlichen Zyklus öfter bereit waren (49 Prozent), mehr als einen Versuch zu unternehmen – gegenüber der Hormongruppe mit 28 Prozent. Bei den unter 35-Jährigen lag die Schwangerschaftsrate pro Transfer bei der natürlichen ICSI bei beachtlichen 33 Prozent. Je jünger die Patientinnen waren, desto größer waren auch hier die Chancen, schwanger zu werden. Drei Versuche sollten bei einer natürlichen IVF mindestens eingeplant werden.[97]

Eine andere Forschergruppe fand bei einer retrospektiven Auswertung der Ergebnisse ihrer Low Responderinnen im natürlichen ICSI-Zyklus kumulativ eine Geburtenrate von enttäuschenden 7,4 Prozent.[98] Eine israelische Gruppe veröffentlichte noch schlechtere Ergebnisse mit einer Geburtenrate unter 1 Prozent.[99] Man sieht, dass es bei einer sanften IVF oder ICSI sehr auf das Kinderwunschzentrum und dessen Engagement und Erfahrung ankommt.

Ideal, wenn die Ursache ausschließlich beim Mann liegt

»Warum musste denn meine Frau fünfmal umsonst stimuliert werden, wenn es doch an mir liegt? Da bekommt man ja einen Vogel! Wie unkompliziert und angenehm die sanfte ICSI dagegen ablief. Wenn ich es vergleiche mit dem riesigen Aufwand für uns vorher bei den hormonstimulierten ICSIs.« So ein zweifacher Vater über seine Erfahrungen nach zwei erfolgreichen sanften ICSIs und fünf erfolglosen herkömmlichen ICSIs.

Liegt das Fruchtbarkeitsproblem allein beim Mann – und das ist immerhin in 40 Prozent der Fälle so –, ist eine ICSI ohne Hormonstimulation besonders angebracht. Eine gesunde Frau einer Hormonstimulation auszusetzen bedeutet immer eine große psychische und körperliche Belastung, die durch eine sanfte ICSI deutlich reduziert werden kann.

Erhalt des inneren Gleichgewichts

Innere Balance, Homöostase, gesunde Mitte – das sind Begriffe, die in den letzten Jahren wieder Beachtung auf Buchtiteln und in wissenschaftlichen Veröffentlichungen finden. Wechselwirkungen unterschiedlichster Parameter und sich selbst regulierende Systeme, auch solche Begriffe kommen immer mehr in den Fokus der Untersuchungen. Wird ein System an einer Seite belastet, reagiert es immer als Ganzes, wie wir bei der Klimaerwärmung sehen. Das Biosystem Erde wurde in wenigen Jahrzehnten überstrapaziert und aus dem Gleichgewicht gebracht. Die Philosophie des Wachstums oder der Maximierung um jeden Preis war der treibende Motor.

Bei einer sanften IVF wird das natürliche Hormongleichgewicht nicht aus den Angeln gehoben. Dem Körper-Seele-Geist-System und seinen Regulationsmechanismen wird Achtung entgegengebracht. Weitreichendere Gesichtspunkte als nur die magische Zahl der Schwangerschaftsraten pro Embryotransfer finden Beachtung. Im Laufe des Zyklusmonitoring kann man das Zyklusgeschehen seines Körpers wahrnehmen lernen.

Dies setzt aber voraus, dass sich das Kinderwunschzentrum auf die Patientin einstellt und nicht ihr Körper den Vorstellungen der Ärzte unterworfen wird. Zudem kann die innere Balance durch Begleitmaßnahmen aus der Naturheilkunde unterstützt und gefördert werden, wodurch sich erfahrungsgemäß die Qualität der Embryonen verbessert. »Eigentlich wollte ich ja schon aufgeben. Mein Kinderwunsch war jedoch stärker. Seit Beginn der SART-Behandlung waren die Eizellen von Punktion zu Punktion besser geworden, dann kam es erstmals überhaupt zu einem Embryonentransfer, bis ich nach einem Jahr tatsächlich schwanger wurde. Innerlich war ich in dem Jahr zunehmend gelassener geworden und hatte mehr zu meiner inneren Mitte gefunden«, berichtet Lydia.

Mittel zur Diagnostik

Ein weiterer Vorteil besteht darin, dass man dieses einfache Verfahren auch zu Diagnosezwecken benutzen kann: dass man also sieht, woran es liegt, dass bisher keine spontane Schwangerschaft eingetreten ist. Liegt es an der Qualität der Eizelle oder an den Spermien, dass bisher keine Befruchtung stattgefunden hat? Es kann beispielsweise sein, dass trotz eines ganz passablen Spermiogramms die Spermien nicht die Fähigkeit besitzen, die Eizelle zu befruchten, oder dass die Eizelle eine für Spermien undurchdringliche Membran hat. Man kann auch die Qualität der Eizelle und die frühe Entwicklung des Embryos sehr schön beobachten. Bei einer natürlich herangereiften Eizelle kann man dies besser einschätzen als bei einer hormonell stimulierten.

Niedrigere Kosten

»Zudem bewegte sich die sanfte ICSI mit etwa 2000 Euro in einem überschaubaren finanziellen Rahmen und war somit in keiner Weise mit einer herkömmlichen ICSI zu vergleichen, die uns auch schon mal bis zu 10 000 Euro kostete.« (Nadine)

Die Kosten für eine sanfte IVF sind gegenüber der herkömmlichen IVF deutlich niedriger. Lediglich Auslösespritze und Progesterontabletten schlagen zu Buche, die Ausgaben für Narkose, Kryokonservierung und Medikamente entfallen völlig, sodass etwa 1000 Euro für eine IVF und etwa 2000 Euro für eine ICSI pro Zyklus zu zahlen sind. Mehrere Versuche summieren sich natürlich. Manche Kassen lassen mittlerweile mit sich reden und übernehmen den Gegenwert einer hormonstimulierten IVF oder ICSI drei bis sechs natürliche IVFs. Es lohnt sich sicherlich, nachzufragen und zu verhandeln, wie es in Belgien mittlerweile üblich ist. Dort werden beim Transfer von jeweils nur einem Embryo drei Behandlungen mehr gezahlt.

Letztlich wäre es für die Krankenkassen günstiger, die Kosten für neun natürliche IVF komplett zu übernehmen, statt für die drei konventionellen IVF, die sie heute zur Hälfte, manche auch komplett, bezahlen. Dadurch würden sich zudem die Folgekosten für Mehrlingsschwangerschaften und Frühgeburten deutlich senken lassen. Die Paare wären nicht mehr versucht, sich den Strapazen einer herkömmlichen IVF zu unterziehen, um möglichst viele Embryonen zu erzielen, und könnten mehrere natürliche Versuche ohne Risiken lockerer angehen. Wolfgang und Constanze drückten ihre Erfahrung so aus: »Erst dachten wir, wie schlau wir sind, denn unsere Kasse übernahm 100 Prozent der Kosten für drei herkömmliche IVF-Versuche. Als wir dann die Rechnung für Zusatzkosten (Kryokonservierung etc.) über 5000 Euro erhielten, wurde uns klar, dass wir uns dafür drei bis fünf natürliche IVF-Behandlungen hätten leisten können. Auch wenn das genauso negativ ausgegangen wäre, wenigstens hätte Constanze keine Überstimulation bekommen.«

Nachteile der sanften IVF

Natürlich hat auch die sanfte IVF ihre Nachteile, oder anders gesagt: Sie passt nicht für jede Frau und jede Situation und setzt zudem viel Engagement und Erfahrung sowie große Flexibilität beim behandelnden Team voraus.

Höhere Flexibilität ist Notwendigkeit – für die Klinik

»Guter Dinge startete ich im Mai 2014 mit meiner zweiten natürlichen ICSI – und es hätte nicht chaotischer kommen können: Wie im Zyklus davor hatte ich am Tag 10 meines Zyklus um 7 Uhr einen Termin bei meiner Gynäkologin vor Ort, um bei dem Follikel nach dem Rechten zu sehen. Beim Ultraschall war das Follikel überraschenderweise schon 22,3 Millimeter groß. Da ich im Hinterkopf hatte, dass die Follikel ab einer Größe von 19 Millimeter punktiert werden, habe ich entsprechend panisch im Kinderwunschzentrum angerufen. Die Ärztin meinte, dass wir uns noch bis Mittag gedulden müssten, bis wir den LH-Wert aus dem Labor bekommen, aber heute würde sie nichts weiter unternehmen.

Etwas verwirrt und genervt machte ich mich auf den Weg zur TCM-Ärztin, der Termin war schon seit Wochen vereinbart. Um 13 Uhr, kurz vorm Ziel, erhielt ich dann einen Anruf des Kinderwunschzentrums, der LH-Wert sei so hoch, ich solle sofort umdrehen und zur Punktion kommen. Meinem Mann wurden am Vormittag Geschäftstermine abgesagt, somit war er eher zufällig in der Nähe und verfügbar und eilte aus der entgegengesetzten Richtung ins Zentrum.

Die Punktion war eine Zitterpartie – niemand wusste, wann genau der richtige Zeitpunkt wäre, um die Eizelle zu entnehmen, da ich ja nicht ausgelöst hatte. Eine ntürliche IVF eben. Die Ärztin meinte, es wäre eine 50/50-Chance. Aber die Punktion verlief gut und die Eizelle konnte gewonnen und auch befruchtet werden.« (Nadine)

Eine natürliche IVF setzt Spontaneität von allen Seiten voraus. Die meisten Nachteile entstehen jedoch eindeutig für das IVF-Zentrum. Dies dürfte der Grund sein, warum die sanfte IVF so selten angeboten wird und wenige Zentren sich bisher darauf spezialisiert haben. Die geringeren Kosten für die Patienten bedeuten natürlich geringere Einnahmen für die Klinik und für die Pharmaindustrie. Immerhin werden die Ausgaben für Medikamente und ärztliche Leistungen im Rahmen der Fortpflanzung weltweit jährlich auf vier Milliarden geschätzt.[100]

Natürliche Zyklen sind einfach weniger vorhersehbar. Vor

allem die langen Protokolle überlassen nichts mehr dem Zufall und Punktionen werden zwei Wochen im Voraus planbar. IVF-Zentren, die grundsätzlich nicht flexibel sind, werden daher keine sanfte IVF anbieten, sondern aus organisatorischen Gründen eher versuchen, sie den Patientinnen auszureden.

Vorzeitiger Eisprung

»Durch das Progestan im Vorzyklus verschob sich mein Zyklus und beim dritten Versuch war die Eizelle so schnell, dass wir sie nicht mehr erwischt haben. Aber auch diesmal dachten wir: Dann versuchen wir es halt nächsten Monat.« Dies schrieb Emilia über ihre Erfahrung.

In einem natürlichen Zyklus findet der Eisprung aufgrund genau aufeinander abgestimmter Rückkopplungen der Körperhormone statt. Da er nicht unterdrückt wird, also nicht downreguliert, kann es vorkommen, dass der Follikel schon gesprungen ist, wenn es zur Punktion kommt, weil der LH-Anstieg vorzeitig stattgefunden hat. Dann ärgert man sich kurz, geht wieder nach Hause und probiert es im nächsten Monat wieder. Es entstehen dadurch auch nur geringe Kosten.

Wird der Follikel in seiner Entwicklung mit zwei Ultraschallkontrollen beobachtet und werden die Hormone mehrmals geprüft, wird der Eisprung schon genauer bestimmbar. Mittlerweile gibt es auch mobile Ultraschallgeräte, mit denen die Patientin den Follikel nach kurzer Einweisung selbst messen und per Tablet-Computer an das IVF-Zentrum übermitteln kann. Damit es einigermaßen planbar wird und Eisprünge nicht nachts passieren, wird meist eine Auslösespritze mit HCG gesetzt. Manchmal kann man den Eisprung auch mit einer Verzögerungsspritze etwas bremsen, wenn die Punktion zeitlich gerade unpassend wäre. Auch hier gilt: Flexibilität ist vonnöten.

Keine Eizelle, kein Embryotransfer

»Nach jahrelangen Versuchen mit hormonstimulierter IVF wollten wir, nachdem wir im Gästebuch von SART davon gelesen hatten, jetzt IVF im natürlichen Zyklus versuchen. Die Uniklinik in unserer Nähe führte auch IVF im Spontanzyklus durch, jedoch wurde am Wochenende nie punktiert und zudem bei der Punktion der Follikel nie gespült. Spülen stelle eine zu große Verletzungsgefahr dar, wurde uns erklärt. Wir hatten die Alternative: Hopp oder Topp. Entweder natürliche IVF unter diesen reduzierten Bedingungen oder wieder eine Hormonstimulation. So haben wir bei acht Punktionen nur zwei Eizellen im natürlichen Zyklus gewonnen. Komischerweise konnte dann in einem anderen, auf natürliche IVF spezialisierten Kinderwunschzentrum bei den zwei Punktionen immer eine Eizelle gewonnen werden«, berichtet Karla, 42, mittlerweile Mutter einer kleinen Tochter.

Es kommt vor, dass in einem Zyklus gar keine Eizelle gewonnen werden kann. Wird der Follikel aber mehrmals gespült, erhöht sich die Wahrscheinlichkeit, dass doch noch der erlösende Ruf aus dem Labor kommt: »Wir haben sie!« Dennoch: Nicht in jedem Zyklus reift eine Eizelle heran, weil vielleicht mal keine im Follikel angelegt war, oder es ist eine, aus der sich kein Embryo bildet. Daher kommt es in 25 Prozent der Zyklen nicht zu einem Embryotransfer. Zum Vergleich: Bei einer herkömmlichen IVF findet laut DIR auch nur in 82,2 Prozent der Zyklen ein Transfer statt. Da der vorausgehende Aufwand bei der sanften IVF aber nur gering ist, ist es für die Betroffene vielleicht ärgerlich, aber bei Weitem nicht so dramatisch wie bei einer herkömmlichen Kinderwunschbehandlung. Und es wird auch nicht mit totalem Versagen gleichgesetzt.

In einer Studie von Bodri wurde bei einer sanften IVF eine Eizellentnahme von 85 Prozent erreicht.[101] Im Vergleich dazu: Auch bei einer herkömmlichen IVF findet laut DIR nur in 91,7

Prozent der Fälle eine Eizellentnahme statt. Nur: Je höher der vorausgehende Aufwand, desto größer die Enttäuschung, wenn es nicht klappt. Das Angenehme bei einer IVF im spontanen Zyklus ist, dass bereits im nächsten Zyklus erneut ein Versuch gestartet werden kann. Bei einer natürlichen Kinderwunschbehandlung sollte man sich daher von vornherein auf mehrere Versuche einstellen.

Es kommt auch vor, dass die Eizelle bei der Punktion noch nicht völlig ausgereift ist. Dies erkennt aber ein guter Embryologe und kann die Eizelle in der Petrischale nachreifen lassen und erst später befruchten. Das heißt allerdings, dass das Kinderwunschzentrum zehn bis zwölf Stunden mit Embryologen besetzt sein muss, damit der richtige Zeitpunkt für die Imprägnierung der Eizelle nicht verpasst wird.

Kostenübernahme durch die Krankenkasse?

»Für das, was meine Krankenkasse schon an Kosten für mich übernommen hat, hätte sie locker 20 natürliche IVFs bezahlen können. Nun musste ich für eine natürliche IVF selbst aufkommen. Aber die 1000 Euro kann ich schon aufbringen, da einige Untersuchungen trotzdem von der Kasse übernommen werden«, schrieb eine 43-jährige, schwangere Privat-Patientin, die vorher schon sechs stimulierte IVFs hinter sich hatte.

Die Kostenübernahme durch die Krankenkassen ist bisher ganz auf die hormonstimulierte IVF zugeschnitten. Die Hälfte der Kosten von drei stimulierten Zyklen wird normalerweise übernommen. Dies ist auch ein Anreiz, in drei Versuchen möglichst viele Embryonen zu gewinnen, um die Chancen zu erhöhen – mit allen hier beschriebenen Nachteilen und Risiken.

Heute zahlen Kassen oft 6000 bis 10 000 Euro pro Paar für Kinderwunschbehandlungen. Für eine natürliche IVF könnten mit dieser Summe die Kosten für mindestens sechs bis neun

Zyklen voll übernommen werden. Der Erfolg einer natürlichen IVF beruht ja auf mehreren aufeinanderfolgenden Zyklen. Im Durchschnitt sind es vier bis sechs Zyklen mit Embryotransfer, die für eine erfolgreiche Behandlung nötig sind. Für die Kassen würden zudem deutlich weniger Folgekosten für die Nebenwirkungen wie Überstimulation und Arbeitsausfälle nach Narkose entstehen. Bisher wird diese Besonderheit der natürlichen IVF von den Kassen finanziell nicht berücksichtigt.[102]

Für wen eignet sich eine sanfte IVF?

Eine gute Voraussetzung für eine natürliche IVF sind ein regelmäßiger Zyklus und ein regelmäßiger Eisprung.

Für wen ist diese Form der Behandlung besonders interessant?

- Für Paare, bei denen es eindeutig an den Spermien liegt und sonst keine Probleme vorliegen. Sie können die erste natürliche IVF-Behandlung zur Diagnose nutzen, ob eine Befruchtung überhaupt zustande kommt.
- Für Frauen, die trotz hoher Hormongaben keine oder nur wenige Eizellen produzieren, also für sogenannte Low Responderinnen.
- Für Frauen mit niedrigen AMH-Werten, die dadurch verunsichert sind und für die jede Stimulation Leistungsdruck und einen beschämenden Misserfolg bedeutet.
- Für Frauen mit Endometriose, bei denen eine Hormonstimulation mit hohen Östrogenspiegeln oft verheerende Folgen haben kann.
- Für Frauen, die ganz allgemein die Gefahren und Nebenwirkungen der Hormonstimulation meiden wollen, umweltbewusst und ganzheitlich denken und ihren Zyklus gut kennen.

- Für Frauen nach Brustkrebs oder mit hohem Brustkrebs-risiko, bei denen hohe Östrogenspiegel unbedingt vermieden werden sollten.
- Zum »Social Freezing«, da die Qualität der Eizellen in jungen Jahren besonders gut ist und daher keinerlei Stimulation bedarf. Man könnte sich, wenn es in einem Monat passt, die reife Eizelle entnehmen und einfrieren lassen. Dies ist beliebig oft wiederholbar.

Vielleicht wäre eine sanfte IVF auch eine Möglichkeit, Eizellspenden in Deutschland für den Gesetzgeber akzeptabel zu machen, wie es mittlerweile in Österreich der Fall ist. Die Spenderinnen würden nicht dem Risiko einer Stimulation und Narkose ausgesetzt werden. Für sie wäre die Spende zudem kein Verlust, da die Eizelle sowieso jeden Monat natürlich heranreift und andernfalls verloren geht. Unter den Bedingungen einer natürlichen IVF wäre eine Eizellspende nicht aufwendiger als eine Samen- oder Blutspende. Dadurch wäre es sicherlich einfacher, Spenderinnen zu finden, sei es in der Verwandtschaft oder im Bekanntenkreis, die sich bereit erklären, sich eine Eizelle entnehmen zu lassen. Wie in Frankreich, England oder Österreich könnten dann Kinderwunschpaare »ihre« Spenderin mitbringen. So würde wirklich wieder die Spende und Hilfe im Vordergrund stehen und es würden nicht die finanziellen Anreize und der Baby-Tourismus ins Ausland mit fragwürdigen Bedingungen und Ergebnissen gefördert.

Für wen eignet sich die sanfte IVF nicht?

Die natürliche IVF ist kein Wundermittel, das ausnahmslos jeder Frau zum eigenen Kind verhelfen kann. Sie eignet sich nicht (beziehungsweise nicht sofort):

- für Frauen, deren FSH-Wert am Tag 3 über 30 liegt und der Östrogenspiegel unter 70.
- für Frauen ohne regelmäßigen Zyklus und ohne Blutungen. Bei ihnen sollte zuerst versucht werden, den Zyklus über eine ganzheitliche Behandlung, beispielsweise mit der TCM, in Harmonie zu bringen. In besonderen Fällen wird versucht, über eine computergesteuerte Hormonpumpe (LutrePuls-Manager), die alle 90 Minuten GnRH in den Körper abgibt, die körpereigenen Regelkreise zu aktivieren und so den Zyklus in Gang zu bringen. Anschließend kann, wenn beispielsweise aufgrund schlechter Spermien keine spontane Schwangerschaft möglich ist, eine ICSI im Spontanzyklus durchgeführt werden.
- vor einer Chemotherapie oder Bestrahlung, wenn zur Kryokonservierung als sogenannte Ferti-Protect-Maßnahme schnell mehrere Eizellen gewonnen werden sollen, um die Fruchtbarkeit zu schützen.
- für Frauen nach vielen Hormonstimulationen. Sie sollten erst eine Regeneration und Harmonisierung durch mindestens sechs Monate ganzheitliche Behandlung, beispielsweise mittels TCM, erfahren, ehe eine natürliche IVF gestartet wird.

Ein kurzer praktischer Leitfaden

Der Vergleich in Stichpunkten

Mit den Worten von Sir Robert Edwards kann man die Vorteile der natürlichen IVF gegenüber der hormonstimulierten IVF zusammenfassen: weniger aufwendig, risikoärmer, naturnäher und billiger. Das Kind wird weniger belastet durch eventuelle epigenetische Langzeitprobleme, Mehrlingsschwangerschaften, niedrigeres Geburtsgewicht und vermehrte Frühgeburtlichkeit.

	Herkömmliche IVF	Sanfte IVF
Wo sind die Chancen auf eine Schwangerschaft nach einer Double-Embryo-Transfer-Behandlung (DET) höher?	X	
Wo sind die Chancen auf eine Schwangerschaft nach einem Single-Embryo-Transfer (SET) höher?		X
Wo sind die Chancen höher, wenn man die Zahl der Babys pro gewonnener Eizelle rechnet?		X

	Herkömm-liche IVF	Sanfte IVF
Wo sind die Chancen höher, nach einem Jahr ein Baby zu bekommen?	X	X
Wo wird man nach drei Versuchen schneller schwanger?	X	X
Wo sind die Chancen auf ein gesundes, reifes Baby höher?		X
Wo haben die Eizellen eine bessere Qualität?		X
Wo sind weniger Schwangerschaften solche mit Mehrlingen und damit Frühgeburten?		X
Wo hat die Gebärmutter eine größere Aufnahmebereitschaft für den Embryo?		X
Wo werden Überstimulationssyndrome sicher vermieden?		X
Wo wird das Risiko von genetischen Defekten geringer gehalten?		X
Wo sind die Belastungen während der Behandlung niedriger?		X
Wo geben weniger Paare auf?		X
Wo wird versucht, die Behandlung so einfach wie möglich zu halten?		X

Der Ablauf in einem Kinderwunschzentrum

Ein Zentrum, in dem die natürliche IVF durchgeführt wird, ist nicht wesentlich anders organisiert als ein herkömmliches IVF-Zentrum. Bei fast allen Kinderwunschzentren beginnt das Kennenlernen mit einem Vorgespräch, meist nachmittags und in Anwesenheit beider Wunschkindeltern. Dabei werden neben dem Aufnehmen der Krankengeschichte auch gynäkologische Untersuchungen durchgeführt. Fast immer erfolgen Blutabnahmen, Ultraschalls und Punktionen am Vormittag. Nachmittags liegen die meisten Ergebnisse dann schon vor. Dadurch, dass bei einer natürlichen IVF nur die Auslösespritze gegeben wird und eine Überstimulation nicht vorkommen kann, fällt die permanente Unsicherheit, welche Hormonmengen zu geben sind, weg. Bei manchen Zentren erfahren Sie über einen persönlichen Zugangscode Ihre Ergebnisse und das weitere Vorgehen online, zum Beispiel den Zeitpunkt für die Auslösespritze und den Transfer. Bei anderen geschieht dies telefonisch oder per SMS.

Wird ein Termin zur Eizellentnahme angegeben, sollten Sie ihn möglichst peinlich genau einhalten, denn nur in einem kleinen Zeitfenster ist die Eizelle reif genug, um punktiert zu werden, aber noch nicht gesprungen. Das Ejakulat kann zu Hause oder in der Praxis gewonnen werden. Bei Männern, die viel reisen und gute Spermien haben, kann es zur Not vorab eingefroren werden.

Sie können nach der Eizellentnahme, die ohne Narkose innerhalb von fünf bis zehn Minuten durchgeführt werden kann, ganz normal Ihren Alltag weiterführen. Jetzt ist es die Aufgabe der Embryologen, den richtigen Zeitpunkt zu erkennen, wann die Eizelle mit den aufbereiteten Spermien zusammengebracht werden sollte. Bei der ICSI ist es besonders wichtig, den richtigen Moment für die Imprägnierung zu erwischen.

Einen Tag später erfahren Sie dann per Telefon, ob es zu einer Befruchtung gekommen ist und wann der Transfer stattfinden wird. Der Einzug des Embryos in Ihren »Palast des Kindes« sollte in ruhiger Umgebung erfolgen und von angenehmer Musik begleitet sein. Schön ist es, wenn Ihr Partner dabei sein kann. 14 Tage nach der Punktion sollten Sie unbedingt einen Schwangerschaftstest aus dem Blut veranlassen, selbst wenn Sie bluten und sich überhaupt nicht schwanger fühlen. An einem positiven HCG-Wert und dessen Höhe kann man erkennen, ob der Embryo versucht hat, sich einzunisten, und ob Sie schwanger sind.

Die Wahl des Kinderwunschzentrums

Oft höre ich von meinen Patientinnen: »Es ist doch egal, wo ich hingehe, die machen doch alle das Gleiche.« Aber wie in guten Restaurants kommt es sehr wohl auf das Team und dessen Fingerspitzengefühl an. Nur in Fast-Food-Ketten schmeckt es überall gleich. Und leider gleichen sich auch die Erfahrungen der Frauen, die in herkömmlichen, großen Kinderwunschzentren behandelt wurden und sich dort nicht wohlfühlten. Hier das Beispiel von Claire: »›Sie müssen jetzt sofort in die Kinderwunschklinik und schwanger werden, sonst wird das nichts mit Ihrer Endometriose!‹ Das war die Aussage meiner Frauenärztin. Eine andere Ärztin meinte dann sogar direkt nachdem ich nach der Endometrioseoperation aus der Narkose aufgewacht und noch ganz benommen war: ›Sie werden bestimmt kein Kind kriegen.‹ Die Zeit, die dann in der Kinderwunschklinik folgte, war unglaublich belastend für mich. Dort ging es zu wie am Fließband, man hatte kaum fünf Minuten Zeit, um mit dem Arzt zu reden. Noch während er das Behandlungszimmer betrat, wurde man schon aufgefordert, sich auszuziehen. Der Arzt nahm sich keine Zeit, alle Fragen zu beantworten, und überrumpelte mich ständig mit unverständlichen Diagnosen. Und bevor ich überhaupt was sagen konnte, hatte er sich schon verabschiedet und war verschwunden.

Ich wurde vollgepumpt mit Hormonen und auf meine Endometriose wurde überhaupt keine Rücksicht genommen. Nach kurzer Zeit hatte sich eine neue Zyste gebildet, und als diese bereits so groß wie eine Mandarine war, drängte mein Arzt immer noch auf sofortige IVF.«

Zur Orientierung einige Kriterien zur Auswahl einer geeigneten Kinderwunschpraxis, da es deutliche Unterschiede gibt. Fahren Sie lieber etwas weiter zu einem Zentrum, in dem Sie sich wohl und mit Ihrem Kinderwunsch angenommen fühlen. Auf folgende Punkte können Sie achten, je nachdem, was Ihnen besonders wichtig ist:

- Ein Arzt / eine Ärztin steht als hauptsächlicher Ansprechpartner zur Verfügung, damit Sie eine vertrauensvolle Beziehung aufbauen können.
- Die Behandlung sollte auf Ihre individuellen Bedürfnisse zugeschnitten sein.
- Der Arzt / die Ärztin nimmt Ihre umfassende Krankheitsgeschichte auf, informiert sich über Vorbehandlungen, Lebensstil, geht auf Ihre Fragen und Befürchtungen ein.
- Am schönsten ist es natürlich, wenn Sie darüber hinaus auch als Mensch wahrgenommen werden und keine Nummer sind, wenn Ihre Meinung und Ihre Wünsche respektiert werden. Es sollte das Wohl der ganzen Patientin im Mittelpunkt stehen und nicht nur der vordergründige Babywunsch. Zugleich sollte der emotionalen Seite Raum gegeben werden.
- Die Entscheidung, welches Vorgehen in Ihrem Fall das sinnvollste ist, wird gut erklärt und begründet.

- Im Zentrum wird sanfte und natürliche IVF angeboten.
- Falls nötig werden weiterführende Untersuchungen (Schilddrüse etc.) vor der IVF-Behandlung empfohlen und durchgeführt.
- Die eine gewonnene Eizelle sollte wie ein Goldschatz behandelt werden, das heißt, es herrscht allergrößte Sorgfalt bei der Punktion, um die eine Eizelle zu gewinnen (zum Beispiel durch mehrmaliges Spülen des Follikels).
- Punktionen sollten auch am Wochenende möglich sein, da Ihr natürlicher Zyklus entscheidend ist.
- Das Zentrum sollte zwölf Stunden pro Tag mit Embryologen besetzt sein, damit der optimale Zeitpunkt für die Imprägnierung der Eizelle genutzt werden kann.
- Das Kinderwunschzentrum sollte insgesamt sehr flexibel sein.
- Sie können Ihren Embryo vor dem Transfer im Mikroskop sehen und mit ihm so zum ersten Mal in Kontakt treten.
- Das Zentrum sollte mit ganzheitlich tätigen Ärzten und Supportgruppen zusammenarbeiten.
- Es sollten realistische Statistiken des Zentrums einsehbar sein, wobei neben den Schwangerschaften, Fehlgeburten und Geburten auch Nebenwirkungen und psychische Auswirkungen erfasst sein sollten.
- Informationen über die realen Gesamtkosten eines IVF-Zyklus und die versteckten Kosten und Zusatzkosten sollten einsehbar sein.

Es ist immer wichtig, auf den eigenen Körper zu hören. Wenn es Ihnen nach einer Behandlung schlechter geht als vorher, sei es durch westliche oder auch chinesische Medizin, sollten Sie die Behandlung kritisch hinterfragen.

Die Übernahme der Kosten in Deutschland

Ob Frauen eine herkömmliche oder natürliche IVF wählen, könnte den Krankenkassen gleich sein. Allerdings ist die derzeitige Vorgabe der meisten Kassen dafür, dass sie die Hälfte für drei stimulierte Behandlungen zahlen, dass Frauen zunächst versuchen, durch Hormonspritzen möglichst viele Eizellen (also vermeintliche Chancen) zu produzieren. Dass dies ein Trugschluss ist, habe ich bereits erläutert, denn er achtet weder auf die höheren Belastungen und Risiken für Mutter und Kind noch auf die bei der natürlichen IVF deutlich höhere Zahl an Geburten pro gewonnener Eizelle. Der Ansatz ignoriert ebenfalls, dass bei einer natürlichen IVF eine höhere Zahl an Versuchen sinnvoll ist – die aber immer noch weniger kosten als drei herkömmliche IVF-Behandlungen.

Voraussetzungen für eine Kostenübernahme durch die Gesetzliche Krankenkasse in Deutschland sind nach §27a Sozialgesetzbuch V, Absatz 1:

- Der Arzt muss feststellen, dass eine Behandlung notwendig ist, um eine Schwangerschaft herbeizuführen.
- Es muss eine Aussicht bestehen, dass eine Behandlung Erfolg haben kann. Nach drei erfolglosen herkömmlichen Behandlungen besteht diese Aussicht für den Gesetzgeber nicht mehr.
- Das Paar muss verheiratet sein.
- Die Frau darf nicht jünger als 25 Jahre und nicht älter als 40 Jahre sein, der Mann nicht älter als 50 Jahre.
- Es dürfen nur Ei- und Samenzellen der Partner verwendet werden.
- Das Paar muss gut aufgeklärt worden sein und die Behandlung in einer Einrichtung stattfinden, die nach §121a eine Genehmigung dazu hat.

Bei diesen Voraussetzungen übernehmen die Kassen 50 Prozent der Behandlungskosten (einige Kassen bis zu 100 Prozent, dazu mehr auf der Homepage der Stiftung Warentest). Vor Beginn der Behandlung muss der Kasse ein Behandlungsplan vorgelegt werden, der gegebenenfalls genehmigt wird. Mit einigen Kassen kann man wegen einer sanften IVF auch verhandeln. Zudem müssen für zusätzliche Leistungen aus dem bunten Angebotskatalog der Reproduktionsmedizin (ICSI, Kryokonservierung, Hatching, Embryoskop und so weiter) etwa 5000 bis 10 000 Euro bei drei Versuchen von dem Paar selbst aufgebracht werden.

Tipps zur Unterstützung der Empfängnis

Je besser Sie sich fühlen, desto wohler wird sich auch ein Baby in Ihrem Bauch fühlen. Je mehr Energie Sie haben, desto mehr Kraft werden Ihre Eizellen haben, damit sich neues Leben daraus entwickelt. Viele Frauen neigen dazu, brav alles zu tun, um zum Ziel Schwangerschaft zu kommen. Klappt es nicht, sind sie innerlich verärgert und enttäuscht. Sie strengen sich für ihr Ziel an und vergessen dabei fast sich selbst und ihre Partnerschaft. Doch je mehr sie für sich selbst und ihre Gesundheit tun, desto besser. Dies gilt für beide Partner.

Wissenschaftliche Untersuchungen konnten diese intuitive Logik bestätigen. Gerade die Zeit vor der Empfängnis ist entscheidend für die Entwicklung und Gesundheit des Fetus.[103] Viele Faktoren kommen zusammen, über die Sie selbst Einfluss auf Ihre Fruchtbarkeit nehmen können: Gesunde Ernährung, Bewegung, Entspannung, Kräutertees, Massagen und Wärmeanwendungen können helfen, Ihren Körper babyfreundlich zu stimmen.

Die Anregungen, die ich Ihnen dazu in diesem Kapitel geben möchte, sind auf die vier Zyklusphasen abgestimmt: Blutungsphase, Follikelphase, Eisprung- und Gelbkörperphase. Diese Abschnitte wechseln sich im Laufe eines Monats in täglich fein abgestimmten Kommunikationsprozessen zwischen

Gehirn und den Fortpflanzungsorganen ab. Der ideale Menstruationszyklus entspricht mit ungefähr 28 Tagen dem Mondzyklus. Er kann aber auch mal kürzer und mal länger sein. Den Zyklus zu regulieren, zu harmonisieren und schmerzfrei zu bekommen, stellt ein wichtiges Ziel in der chinesischen Medizin dar, um die Fruchtbarkeit zu fördern. Im chinesischen Symboldenken entsprechen die Phasen dem Winter oder Norden (Reinigung und Vorbereitung), dem Frühling oder Osten (Wachstumsphase), dem Sommer oder Süden (höchste Reife, Eisprung, Öffnung) und dem Herbst oder Westen (Einnistung, Lagerung, Rückbildung).

Die Blutungsphase – Tag 1 bis 3

Wie der Winter ist diese Zyklusphase die Zeit der Ruhe, der Reinigung, des Kräftesammelns und der Orientierung nach innen. In dieser Zeit sollten Sie möglichst keine großen Aktivitäten planen, sondern sich pflegen und verwöhnen. Es ist eine Zeit der Besinnung und der Fragen: Warum möchte ich Mutter werden? Fühle ich mich bereit, für ein Kind zu sorgen? Habe ich genug körperliche und seelische Kraft? Was brauche ich für eine gute Schwanger- und Mutterschaft? Bin ich bereit, ein neues Leben zu empfangen? Oder verbinde ich Schwangerwerden mit Anstrengung und Kampf? Was kann ich tun, um eine Kinderwunschbehandlung möglichst stressfrei zu gestalten? Welche Unterstützung kann ich mir suchen? Was hat mich im vergangenen Monat belastet, geärgert, traurig gemacht und was hat mich besonders gefreut und dankbar werden lassen?

Wenn Sie Ihre Gedanken in einem Tagebuch festhalten, können Sie sie später nachlesen und die eigene Entwicklung verfolgen.

Allgemeine Anregungen

Schon unsere Großmütter kannten den guten Rat, sich während der Regelblutung warm zu halten, also auf warme Kleidung und speziell warme Füße zu achten und keine kalten Getränke oder kalten Bäder zu nehmen. Wärmeanwendungen jeglicher Art sind für die meisten Frauen in dieser Zeit wohltuend, zum Beispiel warme Moor- oder Bienenwachsauflagen auf den Unterleib und den unteren Rücken.

Moxaanwendungen sind in dieser Zeit besonders hilfreich, um Regelschmerzen zu lindern, vor allem wenn sie mit Kältegefühlen einhergehen. Moxibustion, ein wichtiger Teil der chinesischen Heilbehandlung, bedeutet das Abbrennen einer Zigarre aus Beifuß, einem wärmenden Heilkraut. Bei der Moxaanwendung wird eine Moxazigarre an einer Seite über einer Kerze erhitzt, bis sie glüht. Dann hält man sie mit etwa zehn Zentimetern Abstand vor den Unterbauch um ihn zu erwärmen. (Frauen sollten sich möglichst nicht selbst behandeln.)

Sie können ein schönes abendliches Ritual daraus gestalten, bei dem Ihr Partner Ihren Bauch zuerst mit einem wohlriechenden Öl wie einem Rosenöl einreibt und anschließend mit Moxa wärmt, solange es Ihnen beiden angenehm ist. Das Wärmen der Region zwischen Nabel und Schambein ist für die Fruchtbarkeit besonders wichtig. Die Moxazigarre kann abschließend in einem Glas Wasser gelöscht und nach dem Trocknen erneut verwendet werden.

Um die Reinigungswirkung zu unterstützen, können Sie Rhabarber-, Pfirsich- oder Stangenselleriesaft, Curcuma und Rosmarin in den Speiseplan aufnehmen. In dieser Zeit empfiehlt es sich auch, einen Nestreinigungstee aus Brennnessel, Goldrute, Gundelrebe, Frauenmantel, Schafgarbe, Stiefmütterchen, Storchenschnabel und/oder Taubnessel zu trinken oder das Detox-Elixier von Salus.

Bei Regelschmerzen

Haben Sie während der Regel Schmerzen, dann deutet dies nach der chinesischen Medizin auf einen Qi- oder Blutstau und/oder Kälte in der Gebärmutter hin. Auch die westliche Kräuterheilkunde bietet einen reichen Schatz an Hilfe an, wobei eine individuell zusammengestellte Teemischung zu empfehlen ist. Generell eignet sich bei Regelschmerzen ein Tee aus Mädesüß, Mutterkraut und Damiana zu gleichen Teilen (je etwa 30 bis 40 g). Dazu können Sie je nach Ihrem aktuellen Symptommuster 15 bis 20 g weitere der in der Tabelle genannten Kräuter einmischen. Günstig ist es, morgens eine Thermoskanne für den ganzen Tag zuzubereiten: Dazu ein bis zwei Esslöffel der Teemischung mit einem Liter Wasser übergießen, fünf bis zehn Minuten ziehen lassen, abgießen und eventuell mit Honig süßen. Schluckweise über den Tag verteilt trinken. Bei starken Schmerzen können Sie zusätzlich die Urtinktur von Mutterkraut oder Mädesüß einnehmen.

Kräuter bei Menstruationsbeschwerden

Regelschmerzen allgemein	Mädesüß, Weidenrinde, Damiana
stechender Schmerz	Färberdistelblüten, Curcuma (mit in den Tee), Herzgespann
krampfend, ziehend	Eisenkraut, Rosenblüten, Schafgarbe
+ Kältegefühle	Zimt und Zimtzweige, Ingwer
+ Hitzegefühle	Mutterkraut, Löwenzahn, Berberitze

+ Kopfschmerzen	Mutterkraut, Liebstöckel, Frauen-mantel
+ Durchfall	Ingwer, Bockshornklee
+ Verstopfung	Rhabarberwurzel, Ehrenpreis, Chiasamen (ins Müsli)
+ Blähungen	Fenchel, Anis, Kümmel
geringe Blutung	Brennnessel, Frauenmantel, Rosmarin
starke Blutung	Hirtentäschel, Schafgarbe, Schnur-baumblüten
+ große Blutklumpen	Curcuma, Färberdistelblüten
melancholische Stimmung	Johanniskraut, Seidenakazien-blüten, Steinklee
ängstliche Stimmung, Schlaf-störungen	Passionsblume, Lavendel, Melisse
Wassereinlagerungen	Zinnkraut, Birkenblätter, Goldrute
Juckreiz	Vogelknöterich, Odermenning, Ringelblume, Gänsefingerkraut
Müdigkeit	Süßholz, Wacholderbeeren, Haferkraut

Die Follikelphase – Tag 3 bis 13

Entsprechend dem Frühling ist dies die Zeit der milden Wärme, die die Pflanzen zum Wachsen und die Vögel zum Singen anregt. Es ist die Zeit der Wiedergeburt und der Entfaltung der Natur. Alles beginnt von Neuem zu sprießen und zu wachsen. Auch die Eibläschen wachsen heran und die Gebärmutterschleimhaut baut sich nach der Menstruation neu auf. Unterstützen können Sie diese Prozesse durch Nahrungsmittel, die die Eizellqualität und Energieausrüstung stärken: eine eiweiß- und vitaminreiche Kost mit reichlich mehrfach ungesättigten Fettsäuren. Hier zuerst einige allgemeine Empfehlungen für diese Phase.

Allgemeine Anregungen

Der Blutaufbau ist besonders wichtig, damit Sie schwanger werden können. Nach der chinesischen Medizin weisen die meisten Kinderwunschpatientinnen ab 35 Jahren einen Xue-, also Blutmangel auf. In der Zeit von neun Uhr abends bis Mitternacht baut der Körper das meiste Xue im Schlaf auf. Es ist daher ratsam, über mehrere Monate früh ins Bett zu gehen. Das kann Ihre Chancen, ein Kind zu empfangen, deutlich erhöhen. Zudem sollte die Dunkelheit im Schlafzimmer den Mondphasen angepasst werden: Also bei Neumond ganz im Dunkeln schlafen, der Vollmond hingegen sollte möglichst durchs Fenster grüßen oder Sie lassen eine kleine Lichtquelle im Raum brennen, vor allem wenn Ihre Zykluslänge nicht 28 Tagen entspricht.

Sollten Sie in dieser Zyklusphase Hormone einnehmen und darauf Hitze-Kälte-Gefühle oder Schmerzen an den Körperseiten entwickeln, ist das ein Hinweis auf ein Ungleichgewicht in den Shao-Yang-Meridianen (Gallenblasenmeridian, Dreifacher

Erwärmer), die Yang- und Yin-Energien im Körper wie eine Türangel verbinden. Eine TCM-Behandlung zur Harmonisierung dieser Funktion wäre dann auf jeden Fall angezeigt. Mit der Disharmonie ist es nämlich schwer, dass sich die – bildlich gesprochen – innere Tür wirklich so weit öffnet, um ein neues Lebewesen hereinzulassen.

Ganz allgemein ist Bewegung wichtig – Tanzen, Yoga oder Qi Gong sind ideal –, um den Blutfluss zum Becken und die Vitalisierung des ganzen Körpers zu fördern. Eine gute Durchblutung der Beckenorgane unterstützt die Reifungsvorgänge der Follikel. Das beste Eibläschen hat auch die beste Durchblutung erfahren. Nachts ist auch in dieser Phase ausreichend erholsamer Schlaf entscheidend, um die Hormonsekretion, die Eizellqualität und den Aufbau der Gebärmutterschleimhaut zu unterstützen.

Vorschläge zur Ernährung

Wie sich ein Paar vor der Empfängnis ernährt, beeinflusst ganz entscheidend den Verlauf der Schwangerschaft. Eine gesunde Ernährung aus Früchten, Gemüse, Fisch, Nüssen und Vollkorn beeinflusste bei Untersuchungen die Fruchtbarkeit positiv.[104] Nicht nur die Eizellqualität verbesserte sich, sondern auch das Milieu in der Gebärmutter und die Spermien. Dagegen wirkt der Konsum von Fast Food, rotem Fleisch und Süßigkeiten negativ. Sie sollten regelmäßig essen und keine Mahlzeit auslassen. Zwischendurch viel trinken – Wasser, Säfte, Kräutertees, Smoothies, aber keine Softdrinks und nichts Gesüßtes.

Morgens ist ein warmer Frühstücksbrei, beispielsweise aus Amarant mit Walnüssen, Chiasamen, Gojibeeren, frischen Beeren, Granatapfelkernen und/oder Äpfeln ideal. Dazu ein Grüner Tee.

Mittags ist es wichtig, etwas Warmes zu essen, um die Yang-

Energie der Milz zu stärken. Zudem braucht der Körper bei gekochten Speisen viel weniger Energie für die Verdauung. Omelettes, Suppen, Eintöpfe und Risottos lassen sich schnell und einfach zubereiten und sind sehr kräftigend.

Als Zwischenmahlzeiten eignen sich Nüsse und dunkle Schokolade, Obst oder Trockenfrüchte.

Abends lässt sich ein Salat mischen, vielleicht ein Sprossensalat mit Sonnenblumenkernen, gekochtem Ei, gebratenen Shiitakepilzen, Avocado oder Roter Bete. Wenn vom Mittagsrisotto oder einem anderen Getreide oder Gemüse etwas übrig geblieben ist, kann daraus ein köstlicher Salat zubereitet werden.

Besonders günstige Nahrungsmittel

Folgende Lebensmittel fördern die Fruchtbarkeit und die Entwicklung neuen Lebens besonders gut: Himbeeren, Gojibeeren, Kornelkirschen, Maulbeeren, Lotussamen und Lotuswurzeln, Walnüsse sowie Muerrpilze. Insgesamt lässt sich die Fruchtbarkeit günstig durch die Fünf-Elemente-Küche beeinflussen (hierzu kann ich das Buch *Chinesische Diätetik. Grundlagen, Anwendung, Rezepte* von Ute Engelhardt empfehlen).

Chinesische Kräutertees

TCM-Rezepte sollten individuell zusammengestellt werden, da einer westlichen Diagnose wie »Eizellreifungsstörung« oder Endometriose ganz unterschiedliche Störungsmuster wie »Kälte in der Gebärmutter«, »Yang-Mangel«, »Yin-Mangel«, »Xue-Mangel« oder »Xue-Stase« zugrunde liegen können.

Als Standardtee für die Follikelphase ist eine Mischung aus Süßholz, Yamswurzel, Chinesischer Engelswurz, Zimtzweigen, Zimtrinde und Glockenrindenwurzel zur Vorbereitung auf eine IVF zu empfehlen. Dieses Dekokt gibt es als Babynesttee (Nido del Bebé) von Herbfiv. Bei extremem Yin-Mangel (Anzeichen: rote Zunge ohne Belag, eventuell mit Rissen, Schlaflosigkeit, innere Hitze, Hitzewallungen, Nachtschweiß) sollte unbedingt ein erfahrener TCM-Therapeut konsultiert werden.

Nahrungsergänzungsmittel

Vor einer Kinderwunschbehandlung ist es sinnvoll, den Vitamin-D- und Ferritin-Spiegel sowie die Schilddrüsenwerte zu bestimmen. Bei schlechter Eizellqualität lohnt auch ein Blick auf den DHEA-Spiegel. Auf ausreichend Vitamin D ist besonders in den Wintermonaten zu achten, wo naturgemäß weniger von diesem Nährstoff – über das Sonnenlicht vermittelt – gebildet werden kann.

Mit folgenden Nahrungsergänzungsmitteln habe ich besonders positive Erfahrungen bei meinen Patientinnen sammeln können. Sie alle eignen sich speziell für die Follikelphase.

Antioxidantien

Antioxidantien wie Vitamin C und Vitamin E bieten einen Schutz vor freien Radikalen und fördern so die natürlichen Abläufe der Eizellreifung. Wissenschaftliche Studien zur Wirkung verschiedener Antioxidantien auf die Fruchtbarkeit widersprechen sich, zeigen aber zumindest, dass sie auch nicht negativ wirken.[105] Gute Erfahrungen habe ich bei vielen Patientinnen mit speziellen auf die Kinderwunschzeit abgestimmten Präparaten wie

Pränatal Nutriens und Advanced Antioxidans Formula von Solgar gemacht. Diese können während des gesamten Zyklus eingenommen werden.

Omega-3-Fettsäuren

Häufig empfehle ich Omega-3-Fettsäuren, da sie unter anderem den Blutfluss zur Gebärmutter und zu den Eierstöcken fördern. Eine niederländische Studie bestätigte insbesondere bei Frauen über 35 Jahren eine Verbesserung der Embryoqualität.[106]

Alpha-Liponsäure

Dass durch die Einnahme von Alpha-Liponsäure bei Frauen über 35 die Eizellqualität verbessert wird, konnte 2013 eine andere Studie zeigen.[107] Italienische Wissenschaftler fanden heraus, dass sich durch Myoinositol der Zyklus bei PCO-Patientinnen mit Insulinresistenz stabilisierte und die Schwangerschaftsraten anstiegen.[108] Es zeigte zudem eine positive Wirkung auf das oxidative Stressniveau und die Qualität der Eizellen. Ich kann aus meiner Praxis bestätigen, dass sich bei den meisten PCO-Patientinnen der Zyklus während der Einnahme von Alpha-Liponsäure zusammen mit Myoinositol normalisierte. Die Kombination ist als Calvella im Handel.

Coenzym Q10

Coenzym Q10, das von den Zellen selbst hergestellt wird, spielt eine wichtige Rolle für die Eizellqualität, da für die Teilungsvorgänge sehr viel Energie benötigt wird. Studien zeigen, dass Q10 sowohl die Qualität der Eizellen als auch die der Embryonen erhöht.[109] In den Follikeln mit guten Eizellen wurden höhere Spiegel an Q10 gefunden als bei solchen mit schlechteren.

Mindestens zwei Monate vor und zusätzlich während einer geplanten IVF sollten Sie Q10 täglich einnehmen, am besten mit dem Frühstück – zum Beispiel BioActive Q10 Uniqinol (100 Milligramm) oder zweimal 100 Milligramm Panthenol-Lutschtabletten.

ACC

Der bekannte Hustenlöser N-acetylcystein wurde in Studien erfolgreich zur Förderung des Eisprungs bei PCO-Patientinnen verwendet.[110] Zudem wurde beobachtet, dass es den Insulin- und Testosteronspiegel bei diesen Frauen senkte. Ideal ist eine ACC-Brausetablette (600 Milligramm) täglich.

Nahrungsergänzung bei verminderter Eizellqualität

Um die Qualität der Eizellen zu verbessern, braucht es mindestens 85 Tage, also die letzte Phase der Eizellentwicklung, in den meisten Fällen aber ein halbes bis ein Jahr, um positive Veränderungen zu beobachten. Es reicht nicht, mal schnell zwei Wochen Nahrungsergänzungsmittel oder Kräutertees zu nehmen. Es braucht seine Zeit, bis sich gesunde Eizellen unter verbesserten Bedingungen entwickeln können. Die folgenden Hinweise gelten wieder für die Follikelphase.

Ich habe sehr gute Erfahrungen mit *Asparagus racemosus* gemacht, einer Heilpflanze aus der indischen Ayurveda-Medizin. Schon ihr Sanskritname *Shativari*, »die Frau, die hundert Männer braucht«, deutet die tonisierende und verjüngende Wirkung für Frauen an. Sie befeuchtet die weiblichen Genitalien, wirkt östrogenartig, antioxidativ, immunmodulierend, fördert die Anpassung an belastende Situationen und hebt die Wirkung von Oxytocin auf, das heißt es beruhigt die Gebärmutter.[111] *Asparagus racemosus* verwende ich häufig als Bestandteil einer TCM-Rezeptur in der ersten Zyklushälfte. Gerade in natürlichen IVF- oder ICSI-Versuchen konnte ich öfter beobachten, dass bei Frauen um die 40 danach sogar zwei gute Eizellen heranreiften.

Bei einem niedrigen DHEA-Spiegel habe ich oft beobachtet, wie sich nach der Gabe von 25 Milligramm pro Tag ein lebensfähiger Embryo entwickelte. DHEA ist eine Vorstufe der Geschlechtshormone und hat zudem einen Ruf als Anti-Aging-Hormon.

Auch der Chinesische Raupenpilz (*Cordyceps sinensis*) verbessert oft überraschend sowohl schlechte Eizell- als auch Spermienbefunde. Die fruchtbarkeitssteigernde Wirkung bei Männern und Frauen – neben vielen anderen Vorzügen – wird vermutlich über eine erhöhte Steroidproduktion (Cortisol, Testosteron, Östrogene) bewirkt. Die Pilze stammen heute aus Züchtungen, denn der Wert von Wildsammlungen aus dem tibetischen Hochland übersteigt den von Gold. Zweimal täglich eine Kapsel (oder 20 Milligramm pro Kilogramm Körpergewicht) vor den Hauptmahlzeiten sind empfehlenswert. Empfohlene Präparate: Cordyceps 500 Milligramm Zein Pharma oder BioHeilpilze Chiemgau. Sie sollten bei einer Neigung zu Myomen und starken Blutungen nicht genommen werden.

Bei Stressbelastung

Weniger Stress sollte das oberste Prinzip sein, wenn man schwanger werden will. Dass Stress die Fruchtbarkeit beeinflusst, wurde lange als Mythos abgetan. Erklärungen, dass Frauen auch in Kriegszeiten schwanger werden, wurde als Argument angeführt. Das mag für besonders stressresistente Einzelfälle gelten, aber in Kriegszeiten oder bei extremem Hunger oder Mangelernährung wie Magersucht geht die Fruchtbarkeit nachweislich zurück und häufig erlischt die Regelblutung.

Chronischer Stress aktiviert das Gonadotropin Inhibierende Hormon (GNIH), das die Fruchtbarkeit senkt, indem es die Hormonproduktion in den Eierstöcken herabsetzt. Eine Studie aus Kalifornien konnte 2015 zeigen, dass lange nachdem der akute Stress beendet und der Cortisolspiegel gesunken war, der GNIH-Spiegel trotzdem hoch blieb. Die Studie zeigte so, dass auch weniger starker, aber chronischer Stress (zum Beispiel durch eine belastende Partnerschaft oder eine stressige Arbeit) zwar nicht gleich die Menstruation stoppt, aber trotzdem die Fortpflanzungsfähigkeit beeinträchtigt.[112] Manche Frauen nehmen den Stress gar nicht bewusst wahr. Gesa gehört dazu. Sie war bei mehr als 15 hormonstimulierten ICSI-Versuchen immer mal wieder kurz schwanger geworden. Bei der natürlichen IVF war es das Gleiche, die Schwangerschaften dauerten immer nur kurze Zeit. Erst nachdem ihr die riesige Stressbelastung, durch einen despotischen Chef, der in seinen Anforderungen zudem sehr ihrer strengen Mutter glich, bewusst geworden war und sie die Arbeitsstelle gewechselt hatte, konnte Gesa ihr Kind bis zum Termin austragen.

Gute Erfahrungen habe ich bei leicht gestressten, rasch überforderten Patientinnen mit Rosenwurz (*Rhodiola rosea*) gemacht. In der sibirischen Taiga ist es schon lange als Stärkungsmittel gegen Stress und zur Förderung der Fruchtbarkeit bekannt. Nun wurde entdeckt, dass dies auf einer Stabilisierung der Stressachse vom Gehirn zu den Nebennieren (HPA-Achse) beruht. In Tierversuchen wurde eine verbesserte Eireifung und bei männlichen Mäusen eine vermehrte Spermienproduktion beobachtet. Mit der Einnahme (morgens zwei bis drei Kapseln Rhodiolan von Loges) sollte einige Wochen vor einer IVF-Behandlung begonnen werden, sie sollte aber nur bis zum Embryotransfer erfolgen. Als Kombinationspräparat gibt es Boost Essence (Peoples herbs) mit Amerikanischem und Sibirischem Ginseng, *Cordiceps sinensis*, Schizandra, Rosenwurz, Gelee Royal und Erd-Burzeldornfrüchten zur Steigerung der Eizellqualität. Dieses Präparat ist bei einer Neigung zu Schwächegefühlen, Erschöpfung und Stressempfindlichkeit geeignet, nicht jedoch für getriebene, angespannte Patientinnen und auch nicht bei Bienengiftallergie. Dosierung: in der ersten Zyklushälfte morgens zum Frühstück ein bis zwei Kapseln schlucken.

Nach wiederholten Fehlgeburten

Wiederholte Fehlgeburten bedürfen einer guten medizinischen Abklärung in einer Spezialambulanz. Beide Partner brauchen bei einer neuerlichen Schwangerschaft eine engmaschige psychologische Begleitung. Wenn möglich sollte eine genetische Untersuchung des Abortgewebes erfolgen. Der Befund kann für die Frau sehr entlastend wirken, denn 60 Prozent aller Fehlgeburten beruhen letztlich auf Chromosomenfehlern und bedeuten, dass der Körper dies rechtzeitig bemerkt hat.[113] Zunächst ist es wichtig, nach einer Fehlgeburt zu trauern und zu weinen. 30 Prozent aller Frauen gehen in ihrem Leben durch dieses Tal des kleinen Todes. Und es ist wichtig, eine Balance zu finden zwischen gesunder Trauer und einem Übermaß an Selbstmitleid, das verhindert, sich erneut auf eine Schwangerschaft einzulassen. Zudem sollte die Mutter vor einer neuerlichen Schwangerschaft wieder energiegeladen und nicht gestresst sein. Eine Ernährung nach den Fünf Elementen ist sehr hilfreich, um wieder Substanz aufzubauen und Kraft zu sammeln. Ein Monat reicht dazu nicht, drei Zyklen sollten es schon sein.

Die Eisprungphase – Tag 13 bis 15

Entsprechend dem Sommer ist dies die Zeit des Zenits, der Reife, des Feuers. Der reife Follikel springt, die Eizelle wird in den Fimbrientrichter katapultiert. Im Eileiter wartet sie dann auf ihre Befruchtung. Während einer Kinderwunschbehandlung ist dies die Zeit der Eizellentnahme oder der Insemination. Im natürlichen Zyklus wird diese Phase mit dem LH-Anstieg eingeleitet; bei der IVF mit einer Auslösespritze (HCG), nach der 36 Stunden später die Eizelle durch eine Punktion gewonnen wird. Natürlicherweise läuft der Eizelltransfer ganz im Verborgenen ab, in der dunklen Viole der Gebärmutter.

Wenn Sie sich Ihre Gebärmutter vorstellen, wie fühlt sie sich an? Wie eine warme, freundliche, gemütliche Wohnung? Wie ein wunderbares Gefäß, das Leben nährt und fördert? Ist dort in Ihrer Vorstellung genügend Platz für ein kleines Lebewesen? Wie stellen Sie sich Ihr Kind vor, das Sie in neun Monaten gern im Arm halten würden? Spüren Sie die Kraft und Bereitschaft, dass Ihr Körper dem Kind alles geben kann, was es für seine gesunde Entwicklung braucht?

Allgemeine Anregungen

Es kann sein, dass Sie ganz fest ein Kind wollen, dass Sie alles unternommen und gekämpft haben. Wie viel Zeit und wie viele Gedanken hat es Sie bisher schon gekostet, schwanger zu werden? Wie viele Anweisungen, Ratschläge, Spritzen und Nahrungsergänzungsmittel haben Sie deswegen schon zu sich und auf sich genommen? Besonders jetzt ist es wichtig, mit dem Kämpfen aufzuhören und in den Zustand der Bereitschaft zu kommen, ins Zulassen, dass sich ein Kind für neun Monate in Ihnen ausbreitet und sich wohlfühlt. Der Körper muss nun ganz auf Empfangen und Aufnehmen eingestellt sein. Das heißt, negativen Stress so weit wie möglich meiden und Ruhe und Entspannung fördern.

Das kaiserliche Herzfeuer wärmt nach der chinesischen Medizin das Nierenwasser, das die Reproduktionsorgane kontrolliert. Eine IVF kühlt das Herzfeuer eher – durch die Planung und die Kontrolle des Eisprungs. Nähe und Wärme sollten in dieser Zeit aber gerade gefördert werden. In der Zeit zwischen Entnahme und Embryotransfer hat sich eine sanfte Ayurvedamassage mit duftenden Ölen bewährt, ebenso eine Aqua-Wellness-Anwendung. Beide sind förderlich, um Vertrauen und Nähe aufzubauen und Hingabe und Geschehenlassen zu erleben.

Yoni-Massage

Ohne innige körperliche Nähe zwischen Mann und Frau, ohne Lust und Fortpflanzungsinstinkt wäre in früheren Zeiten nie ein Kind entstanden und die Menschheit wäre schon ausgestorben. Bei einer möglichst naturnahen IVF oder ICSI sollte die wichtige Funktion von Nähe und Innigkeit, Lust und Erregung gerade in der Zeit der Eientnahme nicht vergessen werden. Viele Frauen wünschen sich jetzt besonders die Zuwendung durch ihren Partner. Eine Yoni-Massage kann dabei sehr hilfreich sein, um von Kampfmodus und Anspannung spielerisch zu Hingabe und Entspannung zu wechseln.

Yoni hat im Sanskrit mehrere Bedeutungen, etwa »Ursprung«, »heiliger Tempel« oder »Nest«. Es bezeichnet die weiblichen Geschlechtsorgane. Durch eine Massage der Yoni kann die sexuelle Energie zur Gesundheitsfürsorge und Entwicklung von innerer Harmonie genutzt werden. Wesentlich dabei ist, dass die Frau völlig passiv bleibt, während sie die Berührungen und das sanfte Streicheln ihres Partners empfängt. So kann sie sich völlig frei fühlen, muss nichts tun und keine Erwartungen erfüllen. Tiefes Vertrauen und einen sicheren Raum der Entspannung aufzubauen, das ist das Ziel der Yoni-Massage. Maximale sexuelle Erregung kann sich dabei entwickeln, stellt aber eher einen angenehmen Nebeneffekt dar. Weniger geeignet ist die Yoni-Massage für Frauen, die einen sexuellen Missbrauch erlebt haben, oder anders gesagt: Sie brauchen dabei besonders viel liebendes Einfühlungsvermögen ihres Partners.

Für eine Yoni-Massage suchen Sie einen warmen, kuscheligen Platz, an dem Sie längere Zeit ungestört sein können. Kerzenlicht, entspannende Duftöle oder Räucherstäbchen und träumerische Musik fördern eine sinnliche Atmosphäre. Vorher können Sie noch ein warmes Melissen- oder Rosenbad nehmen und sich dann in ein weiches Tuch einhüllen. Massageöl und Gleitmittel sollten bereitliegen.

Während Sie bequem auf dem Rücken liegen, beginnt Ihr Partner von den Füßen her sanft und kreisförmig Ihren ganzen Körper zu massieren. Die Ganzkörpermassage, die die eigentliche Yoni-Massage vorbereitet, braucht etwa 20 bis 25 Minuten. Jeder Quadratzentimeter Haut sollte berührt und gestreichelt werden, einschließlich Kopf und Ohren.

Anschließend legt Ihr Partner Ihre Beine so weit auseinander, wie es sich für Sie gut anfühlt und er sich bequem dazwischensetzen kann. Ihre Beine können auch entspannt auf seinen Oberschenkeln ruhen. Er legt seine warme Hand auf Ihre Yoni und die andere auf Ihren Herzbereich, um dann mit dieser Hand langsam in Richtung Yoni zu massieren. Danach legt der Partner seine beiden möglichst warmen Hände (bei Bedarf kräftig aneinanderreiben) auf die Region der beiden Eierstöcke und anschließend auf die Gebärmutterregion. Die Wärme seiner Handflächen können Sie intensiv spüren. Zwischendurch kann er mit Ihrem Venushügel spielen.

Nun beginnt das Öffnen Ihrer Yoni-Blüte: Zuerst werden die äußeren Blätter (äußere Schamlippen), dann die inneren Blätter (innere Schamlippen) fein zwischen Daumen und Zeigefinger massiert, beklopft und ins Vibrieren gebracht (ein Gleitöl kann hier hilfreich sein). Ein feines, achtsames Eingehen des Masseurs auf Ihre Bedürfnisse und Regungen ist jetzt besonders wichtig. Der gesamte Bereich zwischen Yoni und Po sowie die Innenseite der Oberschenkel wird rhythmisch wie eine Trommel beklopft. Die Liebesknospe (Klitoris) wird verwöhnt, bis sich das Tor zum Inneren weitet und öffnet.

Der Daumen einer Hand des Partners kann in den Blütenkelch der Yoni gleiten, während die Finger der andern Hand die Klitoris erwecken. Langsam können weitere Finger die Yoni erforschen und liebkosen. Am Ende sollten die Finger ganz ruhig einige Zeit in der Yoni verharren und dann sehr langsam herausgezogen werden. Die Hände ruhen dann noch etwas auf dem Venushügel. Danach sollte Ihr Partner Sie mit einer warmen Decke zudecken, damit Sie sich ganz in Ruhe auf die Energiebewegungen in Ihrem Inneren konzentrieren und nachspüren können.

Für Sie als die Empfangende kann es aufregend und spannend sein, ganz passiv die Reaktionen Ihres eigenen Körpers zu entdecken und zu bemerken, wie sich ein tief gehendes Wohlbefinden einstellt, das allmählich den ganzen Körper erfasst. So kann ein Raum im Inneren spürbar werden, in dem sich bald ein neues Leben in Ihnen wohl- und zu Hause fühlen kann. Für den Massierenden kann es ein wunderbares Gefühl sein, die Partnerin zu verwöhnen und aus der Statistenrolle, die Männer bei der IVF meist innehaben, zu schlüpfen. Eine ausführliche Beschreibung mit Bildern finden Sie im Buch: *Die Yoni-Massage. Entdecke die Quellen weiblicher Liebeslust,* von Michaela Riedl.

Qi Gong für die Empfangsbereitschaft:
Innerer Nestbau

Hier eine weitere, ganz einfache Übung: Sie liegen bequem auf dem Rücken und winkeln die Beine an. Spüren Sie, wie Ihr Becken aufliegt? Pressen Sie Ihr Steißbein fest gegen die Unterlage und lassen Sie wieder los. Sie werden feststellen, dass sich Ihr unterer Rücken etwas wölbt. Wenn Sie Ihre Hand in die Wölbung legen, können Sie spüren, wie sich die Muskeln anspannen und dann wieder entspannt auf dem Handrücken zu liegen kommen. Beim Wiederholen der Übung (bis zu sieben Mal) ist es wichtig, dass Sie den Wechsel zwischen Anspannung und Entspannung bewusst wahrnehmen.

Nun legen Sie Ihre Hände auf den Bauch und spüren nach, wie tief der Atem fließt und wie die Atembewegung die Beckenorgane massiert. Wie fühlt sich Ihr Unterleib jetzt an? Entspricht er einem gemütlichen Nest, einer warmen Höhle, einem kuscheligen Bett? Oder kommen Ihnen andere Bilder? Falls ungemütliche Bilder aufsteigen, wiederholen Sie die Anspannungs- und Entspannungsübung des unteren Rückens, bis innere Bilder und Gefühle von Weichheit und Wohligkeit aufsteigen ... Weitere Übungen finden Sie in *Das starke Selbst. Anleitungen zur Spontaneität* von Moshé Feldenkrais und Franz Wurm, 2005.

Die Zeit des Embryotransfers

Auch bei einer natürlichen IVF befindet sich Ihr Embryo nach der Entnahme für zwei bis fünf Tage außerhalb des Körpers. Die erste Zeit der Kontaktaufnahme fehlt daher. Wenn Sie Ihren Embryo vor dem Transfer im Mikroskop sehen können, wird es Ihnen leichterfallen, schnell eine innige Beziehung zu diesem kleinen Wesen aufzubauen. Chiara beschrieb es mit folgenden Worten: »Ich war gleich verliebt in diese wunderschöne kleine Maulbeere. Mein Herz hat sich geöffnet und sie wie einen Keim in sich aufgenommen.« Die Gefahr, den Embryo als bloßes Objekt zu betrachten und sich selbst als Brutmaschine, kann verhindert werden, wenn Sie mit dem Herzen dabei sind.

Anregungen zur Ernährung

In dieser Phase sollten Sie weiterhin ausgewogen und gesund essen, am besten viele Maulbeeren, Gojibeeren und Himbeeren. Für diese Zeit ist außerdem ein Blut und Qi aufbauendes Dekokt aus Weißer Pfingstrosen-, Glockenblumen- und Süßholzwurzel zu empfehlen (auch als Mischung Peritransfer von Herbfiv erhältlich).

Vor allem eine energiereiche, gut durchblutete Gebärmutterschleimhaut benötigt der Embryo, egal ob er auf natürlichem Weg oder durch den dünnen Transferschlauch dort ankommt. Gute Erfahrungen habe ich mit Coenzym Q10 als Nahrungsergänzungsmittel gemacht: in dieser Phase 600 Milligramm morgens zum Frühstück.

Die Gelbkörperphase – Tag 15 bis 28

Diese Phase entspricht dem Herbst, dem Einbringen der Ernte, dem Speichern und Nach-innen-Gehen. Bei einer Kinderwunschbehandlung beginnt sie mit dem Embryotransfer und stellt die Zeit der Einnistung dar. Für viele Paare ist es eine Zeit des Wartens und daher für die meisten Patientinnen besonders anstrengend, da sie glauben, ohnmächtig zu sein und nichts tun zu können. In dieser Zeit fiebern sie nur auf den Schwangerschaftstest hin, horchen in sich hinein und registrieren jedes kleinste Körpersignal.

Es ist eine Zeit, in der eine neue Reise ins Leben beginnen kann, ganz verborgen im Innern findet das Wunder der Entstehung neuen Lebens statt, im innigen Kontakt zwischen dem Embryo und der Gebärmutter. Es ist faszinierend, welche Prozesse und Veränderungen in dem kleinen Embryo in kurzer Zeit stattfinden. Das Milieu in der Gebärmutter hat einen entscheidenden Einfluss auf seine lebenslange Gesundheit.

Allgemeine Anregungen

Da enorme Veränderungsprozesse stattfinden, ist eine gute Blutversorgung der Beckenorgane wichtig, damit der Embryo ausreichend Energie und Baustoffe zur Verfügung hat. Ruhen und sich Pflegen sind das Wichtigste, was Sie jetzt tun können. Wenigstens zwei Tage nach dem Transfer sollten Sie sich schonen und Ihren Körper auf »Brüten« einstellen. Täglich mittags mindestens 30 Minuten hinlegen, wenn möglich alle 90 Minuten für fünf Minuten die Beine hochlegen, um den Blutfluss zur Gebärmutter und zur Leber zu fördern. Die in dieser Zeit oft hilflosen Partner sollten ihre Frau möglichst oft ganz fest in den Arm nehmen, sie zum Lachen bringen und viel Zeit mit ihr verbringen.

»Das Tor zum Palast des Kindes öffnen« – so heißt eine schöne Entspannungsübung, die Sie vor allem abends vor dem Einschlafen praktizieren können. Dabei liegen Sie bequem auf dem Rücken, winkeln die Beine an und lassen die Knie locker zur Seite fallen. Die Füße berühren sich Sohle an Sohle. Die Hände liegen gelöst in der Leistengegend wie kleine Schalen oder über der Gebärmutter, dem Palast des Kindes. Ihre Gebärmutter können Sie sich wie eine gemütliche Wohnhöhle vorstellen, warm und kuschelig, mit dicken Kissen an den Wänden, in die sich der winzige Gast gemütlich hineinfallen lassen kann. Diese Haltung entspannt die Beckenorgane und fördert den Blutfluss zur Gebärmutter. Laden Sie das Kind ein, sich in Ihrem Körper wohlzufühlen. Mit schöner Musik oder Ihrer eigenen Herzmusik vertiefen Sie die Entspannung. Ihre Herzmusik können Sie mithilfe von »Sound of Soul« bei verschiedenen Anwendern aufnehmen und immer wieder zu Hause abspielen.[114] Diese besondere Musik entsteht, wenn die Frequenzen einer Herzratenvariabilitätsmessung (HRV) in Töne umgesetzt und so gleichsam die Schwingungen des Herzens hörbar werden. Viele meiner Patientinnen berichten, wie wohltuend und beruhigend gerade während der Wartezeit ihre Herzmusik für sie war.

Jeglicher Zwang ist kontraproduktiv, auch wenn es Ihr Bemühen ist, ja alles richtig zu machen. Ein Embryo scheint feinfühlig auf Zwang zu reagieren. »Ich habe dem Embryo gleich Hausarrest verordnet«, meinte eine Patientin halb im Spaß nach dem Embryotransfer. Erst nach einem weiteren Embryotransfer, ohne »Hausarrest« allerdings, nistete sich ein kleines Wesen bei ihr ein.

Eine sanfte abendliche Massage durch den Partner fördert das Wohlbefinden und reduziert die Anspannungen, die sich tagsüber aufgebaut haben. Sie fördert Wärme und Nähe. Die Verwendung einer Phytohormonlotion aus verschiedenen Heilkräutern verstärkt die Wirkung. Natürlich können Sie auch jedes andere wärmende Massageöl benutzen.

Günstig ist es, fünfmal täglich den Akupunkturpunkt Magen 36 (Zusanli, »Drei Meilen ums Dorf«) zu massieren: Dazu die Hand mitten aufs Knie legen und an der Außenseite des Unterschenkels seitlich des Schienbeins, wo der Ringfinger zu liegen kommt, fünf Minuten kreisförmig massieren. Ebenso ist der Punkt Milz Pankreas 6 (Sanyinjiao, »Zusammenfluss der drei Yin-Bahnen), drei Finger breit über dem Innenknöchel gelegen, geeignet. Und, Sie kennen es aus der Blutungsphase: Auch die Moxabehandlung kann zu einem wohltuenden, abendlichen Ritual werden. Der Bereich zwischen Nabel und Schambein und der untere Rücken sollten warm gehalten werden. Selbstwärmende Moxapflaster, über Nacht aufgeklebt, wirken nachhaltig entspannend auf die Gebärmutter. Insgesamt ist es wichtig, dass in dieser Zeit auch die Füße immer schön warm sind: Thermosocken, Zimtsocken, Fellschuhe helfen bei kaltem Wetter. Darüber hinaus ist am Abend auch ein warmes Fußbad mit frischem Ingwer zu empfehlen.

Zeit zum Reflektieren

Viele Patientinnen fiebern in der Warteschleife auf das Testergebnis hin. Hat es geklappt, hat es nicht geklappt? Unterschwellig schwingt oft die Angst mit, zu versagen und abgelehnt zu werden. Oft äußern Frauen dabei auch die Angst, sich zu früh zu freuen, als ob Freude etwas Gefährliches wäre.

Versuchen Sie sich einmal in den Embryo hineinzuversetzen: Was wünscht er sich jetzt? Was tut ihm besonders gut? Sicherlich vor allem das Wohlbefinden der Mutter, da er sich ja von ihr in den nächsten neun Monaten ernähren wird. Je besser es der Mutter geht, desto besser geht es dem Kind.

In dieser Zeit können Sie sich die uralte Frage von Haben

und Sein stellen: Will ich ein Kind haben oder will ich Mutter sein? Würden Sie gern ein Kind bekommen, wie Sie es selbst einmal waren? Sie können Ihre alten Kinderbilder heraussuchen und sich vorstellen, was Sie sich als Kind von Ihren Eltern vor allem gewünscht hätten. Waren Sie erwünscht oder ersehnt? Wie wird es sein, wenn der Embryo in neun Monaten auf Ihrem Bauch liegt? Wer würde sich alles mit Ihnen über Ihr Kind freuen? Welche Charakterzüge von Ihren Eltern würden Sie bei Ihrem Kind gern entdecken und welche nicht?

Günstig kann es sein, in dieser Zeit eine Patientengruppe zu besuchen, um gemeinsam zu hoffen und Erfahrungen und Ängste auszutauschen. Derartige Gruppen werden in vielen Frauengesundheitszentren angeboten. Insgesamt ist es zu empfehlen, sich für das zu öffnen, was möglicherweise hinter dem Kinderwunsch steht: der Wunsch nach einer intakten Familie, nach Liebe und Geborgenheit, danach, Liebe und Leben schenken zu können. Ertappen Sie sich beim Gedanken, sich mit anderen zu vergleichen (denen vermeintlich alles leichtfällt)? Negative Schwangerschaftstests als Niederlagen zu empfinden, trägt die Gefahr in sich, dass unterschwellige Kampfgefühle Ihren Kinderwunsch dominieren. Der Kampf, etwas beweisen zu wollen und das Gleiche wie die andern zu haben. Kampf aber mobilisiert das sympathische Nervensystem und weniger das parasympathische, das auch für Fortpflanzung und Regeneration zuständig ist. Je mehr Sie im parasympathischen Zustand verweilen, desto wohler wird sich ein Embryo in Ihnen fühlen.

Und dabei kann Ihnen auch das Lachen helfen. Lustige Filme anzusehen ist beispielsweise ein wunderbares Mittel, damit kleine Seelchen zum Bleiben und Wachsen animiert werden. Und dafür gibt es sogar eine wissenschaftliche Bestätigung. In einer israelischen Studie wurden 16,4 Prozent mehr Frauen schwanger, wenn sie nach dem Embryotransfer von Clowns zum Lachen gebracht wurden.[115]

Vorschläge für Nahrungsmittel in dieser Zeit

In dieser Phase des Zyklus braucht der Körper viel Wärme. Mindestens 80 Prozent der Nahrung sollte aus warmen Speisen bestehen. Also morgens einen warmen Frühstücksbrei, mittags und abends ebenfalls am besten warm essen. Darüber hinaus sollten Sie in dieser Zeit Nahrungsmittel in den Speiseplan aufnehmen, die reich an orangegelbem Vitamin A sind: Karotten, Süßkartoffeln, Kürbis, Grünkohl, Kohl, Wildlachs, getrocknete Aprikosen, Mango, Eigelb. Vitamin A findet sich in hohen Konzentrationen im Gelbkörper und verleiht ihm auch seine gelbe Farbe. Gojibeeren und Maulbeeren fördern den Aufbau der Gebärmutterschleimhaut, frische Ananas mit Strunk die Einnistung. Weizengrassaft unterstützt den Blutaufbau und wirkt entzündungshemmend. Die Nahrung sollte insgesamt viele gesunde Fette, beispielsweise aus Avocados, Eiern, Nüssen und Samen enthalten sowie Proteine, damit ausreichend Bausteine für die Hormonbildung und die Entwicklung des Embryos zur Verfügung stehen.

Nahrungsergänzungsmittel für die zweite Zyklushälfte

In der Gelbkörperphase sind die folgenden Nahrungsergänzungsmittel förderlich für eine Schwangerschaft:

- Omega-3-Fettsäuren fördern die Progesteronbildung und den Blutfluss im kleinen Becken (zum Beispiel von Loge, ohne den üblichen Fischölgeschmack).
- Zink fördert die Wachstumsfaktoren (zum Beispiel als Zinkorat 25 von Wörwag Pharma).
- Coenzym Q10 sorgt für die Energie, die der wachsende Embryo besonders braucht (Empfehlung: 200 mg pro Tag).
- Die Chinesische Engelswurz (Dong Gui) wärmt, nährt und bewegt das Xue und baut die Gebärmutterschleimhaut auf.

- Melatonin am Abend (2 bis 3 Milligramm) erhöhte bei Schlaf-
störungen in Studien den IVF-Erfolg. Noch besser als die
Einnahme ist es, die körpereigene Melatoninproduktion durch
Sonnenbaden und frühzeitige Nachtruhe anzukurbeln.

Tees und Kräuter

Die Traditionelle Chinesische Medizin kann Ihnen über einzelne Zyklusphasen hinaus helfen, die Bedingungen für eine
Schwangerschaft zu verbessern, indem Ihr Körper babyfreundlicher wird. Von TCM-Ärzten werden Symptome und Empfin-
dungsstörungen wichtig genommen, denen in der westlichen
Medizin oft keine Beachtung geschenkt wird, wie beispielsweise Nachtschweiß, nächtliches Wasserlassen oder die Farbe
und Beschaffenheit des Regelblutes sowie die Art eines Schmer-
zes. Nach genauer Diagnose des energetischen Zustands der
Frau werden meist individuelle Kräuterrezepturen zusammengestellt. Neben den Heilkräutern, dem wichtigsten Baustein
der TCM, wird versucht, den Körper auch durch Akupunktur
und Moxibustion sowie durch eine geeignete Ernährung, durch
Massagen, Akupunktur und Qi Gong ins Gleichgewicht zu
bringen. 2015 veröffentliche eine australische Forschergruppe
eine Übersichtsarbeit, in der 40 randomisierte, kontrollierte
Studien mit insgesamt 4247 Patientinnen überprüft wurden.
Sie fand eine 1,74 höhere Wahrscheinlichkeit, bei einer IVF
oder ICSI schwanger zu werden, wenn gleichzeitig eine chinesische Kräuterbehandlung erfolgte.[116] Am besten lassen Sie sich
mindestens drei Monate vor einer Kinderwunschbehandlung
von einem kompetenten TCM-Arzt oder einer TCM-Ärztin begleiten.

Auch westliche Kräutertees sollten nach dem individuellen

Disharmoniemuster zusammengestellt werden. Da die meisten Frauen über 35 Jahren auch einen Blutmangel haben, eignen sich Frauenmantel und Mistel zum Blutaufbau, dazu Rosen-, Jasmin- und Orangenblüten, um Spannungen zu lösen. Darüber hinaus können je nach Symptomen weitere Kräuter ergänzt werden.

Ein bewährter Einnistungstee

40 g Frauenmantel, 20 g Schafgarbe, 15 g Rosenblüten, 15 g Geißblattblüten, 20 g Schwarznesselsamen, 30 g Brennnesselblätter, 15 g Jasminblüten, 30 g Zimtzweige, 20 g Maulbeerblätter.
Als Fertigmischung gibt es das Babynestdekokt (Nido del Bebé) mit Süßholzwurzel, Yamswurzel, Chinesischer Engelswurzel, Glockenwindelwurzel, Chinesischer Tragantwurzel und Wolfsbeeren von Herbfiv.

Gifte meiden und regelmäßig entgiften

Genauso wichtig wie gesunde Nahrung aufzunehmen ist es, Gifte zu meiden. Es ist bekannt, dass die Eizellqualität von Monat zu Monat wechselt. Einflüsse wie Rauchen, Alkoholkonsum, Anti-Baby-Pille, aber auch Strahlung und Umweltgifte kommen dabei zum Tragen. Der weltweit beobachtete Rückgang der Spermienzahlen in den letzten Jahrzehnten um 50 Prozent wird ebenfalls Umwelteinflüssen zugeschrieben.

Es sollte für Paare mit Kinderwunsch selbstverständlich sein – und zwar wirklich für beide Partner –, auf Rauchen und Alkoholexzesse zu verzichten und allgemein auf eine möglichst gesunde Lebensweise und Umgebung zu achten. Da sich eine große Zahl an Umweltgiften für den Einzelnen nicht vermeiden lassen – Auswirkungen von Plastik, Rückstände in der Nahrung, im Wasser, in der Atemluft, Strahlung und so weiter –, ist es wichtig, regelmäßig für Entgiftung zu sorgen. Die Ausscheidungsfunktionen von Niere, Darm und Leber zu unterstützen, stärkt deren Fähigkeit, den Körper zu entgiften. Entgiftungstees, beispielsweise von Salus, unterstützen dies. Einige urzeitliche Mikroalgen helfen ebenfalls: Dafür sollten beispielsweise 250 Milligramm Spirulinaalgen (Bioqualität!) pro Tag je nach Belastung über 4 bis 16 Wochen lang zusammen mit 2 Milligramm Zink eingenommen werden, dabei reichlich trinken.[117] Ein anderes einfaches, altes Heilmittel zur Entgiftung ist weiße Tonerde (Silizium). Auch täglich eine Tasse Zinnkrauttee zu trinken entgiftet und fördert zudem die Knochenfestigkeit.

Ein Wort zum Schluss

Ich hoffe, dass dieses Buch dazu beiträgt, den Weg zum Wunschkind für viele Paare so natürlich und einfach wie möglich werden zu lassen. Derzeit lastet der Kinderwunsch sehr schwer auf vielen Frauen und Männern. Ich wünsche mir, dass dieses Buch neue Leichtigkeit, Zuversicht und Freude in diesen Lebensbereich bringt, indem es Wissenslücken schließt und einen natürlicheren Weg zum Wunschkind aufzeigt.

Falls Ihnen dieses Buch eine Hilfe war, bitte ich Sie, mir dies zu schreiben. Ich würde mich auch sehr über Babyfotos freuen und Berichte über Ihren Weg zum Wunschkind, auf welche Weise auch immer es zu Ihnen gekommen ist. Wenn Sie sich eingehender mit Traditioneller Chinesischer Medizin beschäftigen wollen, kann ich Ihnen mein Buch *Hoffnung bei unerfülltem Kinderwunsch* empfehlen.

Bedanken möchte ich mich ganz herzlich bei all den Frauen, die ich auf ihrem Weg zum Wunschkind begleiten konnte und die ihre Erfahrungen zu diesem Buch beigesteuert haben.

Außerdem danke ich allen Kolleginnen und Kollegen, die mich mit ihrem Rat und Wissen bei der Entwicklung von SART unterstützt und ermutigt haben, nicht aufzugeben, sowie all denjenigen, die die Schweizer-Arau-Foundation fördern, damit die Wirkung von SART weiter erforscht werden kann.

Annemarie Schweizer-Arau
www.sart.de

Glossar

Anti-Müller-Hormon (AMH): Hormon, das Wachstum und Veränderung anregt. Der AMH-Spiegel im Blut gibt einen Hinweis auf die noch vorhandenen Eizellen einer Frau.

Blastozyste: Spross in einer Blase, implantationsbereites Embryonalstadium.

BTH-Rate: Baby-take-home-Rate, Anteil der Patientinnen, die mit einem Kind nach Hause gehen.

BWS: Beckwith-Wiedemann-Syndrom, seltene epigenetisch bedingte Erkrankung.

DHEA (Dehydroepiandrosteron): Vorstufe der weiblichen wie auch der männlichen Geschlechtshormone.

DNA (auch DNS, Desoxyribonukleinsäure): Trägermolekül der Erbinformation.

Downregulation: Herunterregulieren des körpereigenen Botenstoffes Gonadotropin, das Eisprung und Regel steuert, durch Medikamente, die an den gleichen Stellen andocken wie GnRH.

Embryotransfer (ET): Übertragung eines außerhalb des Körpers herangereiften Embryos mittels eines feinen Schlauches in die Gebärmutter.

Endometriose: Erkrankung, bei der Gebärmuttergewebe außerhalb der Gebärmutter im Körper wächst.

ERA: Endometrial Receptivity Array: Test, der im Genexpressionsmuster der Gebärmutterschleimhaut den Zeitpunkt der Aufnahmebereitschaft feststellt.

Follikelstimulierendes Hormon (FSH): Hormon, das die Eierstöcke anregt, Eibläschen zu bilden. Rekombinantes Follikelstimulierendes Hormon (rFSH) nennt man das künstlich hergestellte baugleiche Hormon mit gleicher Wirkung.

Follikel: Eibläschen; kleines flüssigkeitsgefülltes Bläschen, in dem die Eizelle heranwächst.

Freie Radikale: Moleküle mit Lücken auf der äußeren Elektronenschale, die leicht mit anderen Molekülen reagieren, diese verändern und schädigen können. Zellen geraten durch freie Radikale in oxidativen Stress.

Gelbkörper: gelb erscheinendes umgewandeltes Eibläschen nach dem Eisprung, das das schwangerschaftserhaltende Hormon Progesteron bildet.

Gonadotropin Releasing Hormone (GnRH): Hormon, das vom Hypothalamus ausgeschüttet wird und die Hirnanhangsdrüse anregt, geschlechtshormonstimulierende Hormone (wie FSH und LH) auszuschütten.

Granulosazellen: granulierte Zellen, die die Eizelle im Eibläschen umgeben und wichtige Funktionen für ihre Entwicklung haben.

Herzratenvariabilität (HRV): natürlich variierende zeitliche Veränderung des Abstands zwischen zwei aufeinanderfolgenden Herzschlägen. Maß für das Stressniveau.

Hormonstimulation: Gabe von Follikelstimulierenden Hormonen (FSH), um den Körper anzuregen, möglichst viele Eizellen heranreifen zu lassen. Diese werden dann für eine herkömmliche IVF per Punktion gewonnen.

Human Chorionic Gonadotropin (HCG): menschliches, vom Embryo gebildetes Hormon.

Intracytoplasmatische Spermieninjektion (ICSI): Einbringen eines Spermiums in die Eizelle mittels einer dünnen Glaspipette.

In-vitro-Fertilisation (IVF): Befruchtung außerhalb des Körpers in einer Glasschale.

IVF naturelle®: sanfte Form der IVF, die eine im natürlichen Spontanzyklus gebildete Eizelle verwendet.

Jing: Begriff aus der TCM, Lebensessenz, energetische Grundlage des menschlichen Lebens.

Luteinisierendes Hormon (LH): »gelbfärbendes« Hormon, wird von der Hirnanhangsdrüse ausgeschüttet und fördert den Eisprung und die Gelbkörperbildung.

Mikrotubuli: kleines Röhrchen aus Proteinen, die wichtige Funktionen in der Zelle haben, zum Beispiel bei der Zellteilung.

Ovulation: Eisprung. Zeitpunkt, an dem die Eizelle aus dem Eibläschen in den Eileiter geschleudert wird.

Ovum: Eizelle, die weibliche Keimzelle, die die Erbinformationen enthält.

Polkörperchen: Abschnürung der Eizelle mit einem Chromosomensatz.

Polyzystisches Ovariensyndrom (PCO): Krankheitsbild, bei dem die Eierstöcke viele Zysten enthalten und häufig Regelstörungen auftreten.

Punktion: Anstechen des Follikels, um die Eizelle zu gewinnen.

Qi: Begriff aus der TCM, Lebensenergie, immaterieller Teil des Paares Qi und Xue.

Spermiogramm: Ergebnis der Analyse des Ejakulats.

Spindelapparat: spindelartiges System aus feinen Proteinröhrchen, das die Zellteilung organisiert.

TCM: Traditionelle Chinesische Medizin, ein sehr altes ganzheitliches Heil- und Lebenspflegesystem aus China.

Testikuläre Spermienextraktion (TESE): Gewinnung der Spermien aus dem Hoden durch einen kleinen chirurgischen Eingriff.

Xue: Begriff aus der TCM, Blut, materieller Teil des Paares Qi und Xue.

Yang: Begriff aus der TCM, immaterieller, aktiver Teil einer polaren Kraft. Symbol für die Sonnenseite eines Berges.

Yin: Begriff aus der TCM, materieller, passiver Teil einer polaren Kraft. Symbol für die Schattenseite eines Berges.

Literaturempfehlungen

Bernard, Andreas: *Kinder machen. Neue Reproduktionstechnologien und die Ordnung der Familie. Samenspender, Leihmütter, Künstliche Befruchtung*, Frankfurt am Main 2014

Chang, Jolan: *Das Tao der Liebe. Unterweisungen in altchinesischer Liebeskunst*, Reinbek 2009

Dunas, Felice: *Chinesische Liebesgeheimnisse*, München 2004

Engelhardt, Ute: *Chinesische Diätetik: Grundlagen, Anwendung, Rezepte*, München 2012

Faiber, Tom / Khaschei, Kirsten: *Hoffnung Kind. Wege zum Wunschkind*, Stiftung Warentest, Berlin 2012

Feldenkrais, Moshé / Wurm, Franz: *Das starke Selbst. Anleitungen zur Spontaneität*, Frankfurt am Main 1992

Kaptchuk, Ted J.: *Das große Buch der chinesischen Medizin: Die Medizin von Yin und Yang in Theorie und Praxis*, München 2010

Kuklinski, Bodo / Lunteren, Ina van: *Gesünder mit Mikronährstoffen. Schützen Sie Ihre Zellen vor »freien Radikalen«*, Bielefeld 2010

Riedl, Michaela: *Yoni-Massage. Entdecke die Quellen weiblicher Liebeslust – sinnlich-energetisch-spirituell*, Emmendingen 2006

Schweizer-Arau, Annemarie: *Hoffnung bei unerfülltem Kinderwunsch. Förderung der Fruchtbarkeit mit chinesischer Medizin*, Wiggensbach 2013

Stammer, Heike / Wischmann, Tewes: *Der Traum vom eigenen Kind. Psychologische Hilfen bei unerfülltem Kinderwunsch*, Stuttgart 2010

Weidinger, Georg: *Die Heilung der Mitte. Die Kraft der Traditionellen Chinesischen Medizin*, Steyr 2013

Weiterführende Adressen

Auf Wunsch führen immer mehr Kinderwunschzentren IVF-Behandlungen auch im natürlichen Zyklus durch. Über das Kompetenznetzwerk IVF naturelle®, künstliche Befruchtung und minimale Hormone, können Sie sich über die natürliche IVF informieren und IVF-Zentren in Ihrer Nähe finden: www.ivf-naturelle.de.

Eine Kinderwunschberaterin in Ihrer Nähe finden Sie über das Bundesnetzwerk Kinderwunsch Deutschland BKID: www.bkid.de

Über die Seite des Deutschen IVF-Registers DIR können Sie sich ausführlich über die herkömmliche IVF informieren. Dort werden auch Jahresberichte mit den Ergebnissen aller deutschen IVF-Zentren veröffentlicht. Zudem finden Sie hier alle Adressen der teilnehmenden Zentren: www.deutsches-ivf-register.de

Das Netzwerk Embryonenspende vermittelt ehrenamtlich überzählige Embryonen: www.netzwerk-embryonenspende.de.

Frauengesundheitszentren in vielen deutschen Städten bieten Selbsthilfegruppen bei unerfülltem Kinderwunsch an. Dort können Sie die Erfahrung machen, dass Sie mit Ihrem Herzenswunsch nicht allein sind, und Unterstützung in der Gruppe erfahren: www.frauengesundheitszentren.de

Über die englischsprachige Seite der Internationalen Gesellschaft für minimal assistierte Reproduktion (ISMAAR) finden Sie weiterführende Literatur und Vorträge: www.ismaar.org

Die englischsprachige Homepage von Createfertility, das IVF-Zentrum von Prof. Geeta Nargund, einer Pionierin der sanften IVF, mit guten Informationen und Statistiken: www.createhealth.org

Das Netzwerk Fertiprotekt bietet auf seiner Homepage seriöse Informationen rund um Fertilitätsprotektion, zum Beispiel bei Krebserkrankungen: www.fertiprotekt.de

Gesellschaft für ganzheitliche Frauenheilkunde mit einer Suchmöglichkeit nach Ärzten in Ihrer Nähe: www.natum.de

Aktuelle Informationen zur ganzheitlichen Frauenheilkunde: www.netzwerk-frauengesundheit.de

Familiengründung ohne Mann, eine Website, betrieben von der Berliner Autorin Amy Steiner für alleinstehende Frauen mit Kinderwunsch: www.sfmk-forum.de

Die Stiftung Schweizer-Arau Foundation fördert wissenschaftliche Projekte zur Erforschung der Selbstheilungskräfte, besonders zu Endometriose und unerfülltem Kinderwunsch. Auf der Homepage können Sie sich über laufende Projekte informieren: www.schweizeraraufoundation.com

Die von mir entwickelte Phytohormonlotion vertreibt die Römhild-Apotheke in Diessen: www.roemhild-apotheke.de.

Einen guten Einblick in die chinesische Lebenspflege bekommen Sie in der offenen Schule der SMS (Societas Medicinae Sinensis) in München. Auch eine Funktion zur Arztsuche in Ihrer Nähe gibt es auf dieser Homepage.

Zu empfehlen sind auch die jährlichen Wochenkurse in der Urlaubsregion Chiemgau mit Frau Dr. Ute Engelhardt, Sinologin mit langjähriger Lehrerfahrung und Autorin mehrerer Hauptwerke zu Qi Gong und chinesischer Ernährung: *Chinesische Diätetik, Die Klassische Tradition der Qi-Übungen, Theorie und Technik des Taijiquan, Leitfaden Qigong.*
www.tcm.edu/Offene-Schule

Einen auf TCM spezialisierten Arzt finden Sie auf dieser Homepage: www.repromedizin.de/arbeitsgemeinschaften/tcm.html.

Chinesische Fruchtbarkeitstees von Herbfiv finden Sie auf der spanischen Website: www.herbfiv.com.

Für Deutschland vertreibt die Marien-Apotheke in 95652 Waldsassen diese Tees: www.marienapotheke-w.de.

Anmerkungen und Quellennachweise

Zitate von Charlotte, Christine, Conny, Constanze, Emilia, Felicitas, Fiona, Gesa, Iris, Katharina, Karla, Klara, Lena, Louisa, Lydia, Martha, Michaela, Mirja, Silke, Simone und Yvonne stammen aus Gesprächen mit der Autorin. Zitate von Annette, Jasmin, Julia, Melanie, Mira, Nadine und Thea sind dem Gästebuch auf der Website der Autorin sart.de entnommen: www.sart.de/guest.htm.

1 Kamphuis, E., Bhattacharya, S., van der Veen, F., Mol, B., Templeton, A.: Are we overusing IVF?, BMJ 2014; 348: g252.
2 Edwards, R.: IVF, IVM, natural cycle IVF, minimal stimulation IVF – time for a rethink, Reprod BioMed Online 2007; Vol. 15, No. 1, 106–119.
3 El-Toukhy T., Khalaf Y., Braude P.: IVF results: optimize not maximize, Am J Obstet Gynecol 2006; 194: 322–31.
4 Vgl. Homepage der Europäischen Gesellschaft für Humanreproduktion und Embryologie: www.ESHRE.eu.
5 FAZ vom 15. Oktober 2014. Ausführliche Informationen zum Thema Social Freezing finden Sie auf der Homepage des Netzwerks Fertiprotekt: www.fertiprotekt.de
6 Krisher, R.: The effect of oocyte quality on development. J animal sci 2003; Band 82, E14–23. Rubio, C., Mercader, A., Alamá, P., Lizán, C., Rodrigo, L., Labarta, E., Melo, M., Pellicer, A., Remohí, J.: Prospective cohort study in high responder oocyte donors using two hormonal stimulation protocols: impact on embryo aneuploidy and development. Hum Reprod 2010.
7 Baker, V., Brown, M., Luke, B., Conrad, K.: Association of number of retrieved oocytes with live birth rate and birth weight: an analysis of 231 815 cycles of in vitro fertilization. Fertil Steril 2015; Vol. 103, Issue 4, 931–938.
8 Rankin, Lissa: Mind Over Medicine – Warum Gedanken oft stärker sind als Medizin, Kösel.

9 Eppig, J., Hosoe, M., O'Brien, M., Pendola, F., Requena, A., Watanabe, S.: Conditions that affect acquisition of developmental competence by mouse oocytes in vitro: FSH, insulin, glucose and ascorbic acid. Mol Cell Endocrinol 2000; 163: 109–116.

10 Hutt, K., Albertini, D.: An oocentric view of folliculogenesis and embryogenesis. Reprod Biomed Online 2007; 14, 758–764.

11 Miller, S., Maner, J.: Scent of a Woman. Men's Testosterone Responses to Olfactory Ovulation Cues. Psychol Sci 2009.

12 Macklon, N., Stouffer, R., Giudice, L., Fauser, B.: The Science behind 25 Years of Ovarian Stimulation for In Vitro Fertilization. Endocrine Reviews 2006; 27(2): 170–207.

13 Duro, E., Marston, A. E.: From equator to pole: splitting chromosomes in mitosis and meiosis. 2015 Genes&Dev. 2015. 29: 109–122.

14 Wilding, M., De Placido, G., De Matteo, L., Marino, M., Alviggi, C., Dale, B.: Chaotic mosaicism in human preimplantation embryos is correlated with a low mitochondrial membrane potential. Fertil Steril 2003; 79: 340–6.

15 Chappel, S.: The role of mitochondria from mature oocyte to viable blastocyst. Obstet Gynecol Int 2013. Übrigens hat Tim Mitchison in einem auf Youtube auffindbaren Film die Selbstorganisation der Spindelapparate faszinierend dargestellt.

16 Pellestor, F., Anahory, T., Hamamah, S.: Effect of maternal age on the frequency of cytogenetic abnormalities in human oocytes. Cytogenet. Genome Res. 2005, 111, 206–212.

17 Stanton, S., Beehner, J., Saini, E., Kuhn, C., LaBar, K.: Dominance, Politics and Physiology: Voters' Testosterone Changes on the Night of the 2008 United States Presidential Election. Plos One 2009.

18 Krisher, R. (siehe Anmerkung 6).

19 Macklon, N., van der Gaast, M., Hamilton, A., Fauser, B., Giudice, L.: The impact of ovarian stimulation with recombinant FSH in combination with GnRH antagonist on the endometrial transcriptome in the window of implantation. Reprod Sci 2008; 15: 357–365.

20 Van der Auwera, I., D'Hooghe, T.: Superovulation of female mice delays embryonic and fetal development. Hum Reprod 2001; 16, 1237–1243.

21 Bourgain, C., Devroey, P.: The endometrium in stimulated cycles for IVF. Hum Reprod Update, 2003; Vol. 9, No. 6, 515–522.

22 Zum Beispiel Stener-Victorin, E., Waldenstrom, U., Andersson, S., Wikland, M.: Reduction of blood flow impedance in the uterine arteries of infertile women with electro-acupuncture. Hum Reprod 1996; Vol. 11, No. 6, 1314–1317.

23 Kamphuis, E. (siehe Anmerkung 1).

24 Rackow, B., Kliman, H., Taylor, H.: GnRH antagonists may affect endometrial receptivity. Fertil Steril 2008; 89: 1234–1239.

25 Grundker, C. A., Westphalen, S., Emons, G.: Biology of the gonadotropin-releasing hormone system in gynecological cancers. European Journal of Endocrinology (2002) 146, 1–14.

26 Swann, K.: The effect of different ovarian stimulation protocols on imprinted gene expression and live birth rates in mice. PhD thesis, University of Nottingham, 2014.

27 Macklon, N. (siehe Anmerkung 12).

28 Edwards, R., Lobo, R., and Bouchard, P.: Time to revolutionize ovarian stimulation. Hum Reprod 1996; 11, 917–918.

29 Briggs R., Kovacs, G., MacLachlan, V., Motteram, C., and Baker, H.: Can you ever collect too many oocytes? Hum Reprod 2014.

30 Patrizio, P., Sakkas, D.: From oocyte to baby: a clinical evaluation of the biological efficiency of in vitro fertilization. Fertil Steril 2009; Vol. 91, Issue 4, 1061–1066.

31 Haaf, T., Hahn, A., Lambrecht, A., Grossmann, B., Schwaab, E., Khanaga, O., Hahn, T., Tresch, A., Schorsch, M.: A high oocyte yield for intracytoplasmic sperm injection treatment is associated with an increased chromosome error rate. Fertil Steril 2009; Vol. 91: Issue 3, 733–738.

32 Baart, E., Martini, E., Eijkemans, M., Van Opstal, D., Beckers, N., Verhoeff, A., Macklon, N., Fauser, B.: Milder ovarian stimulation for in vitro fertilization reduces aneuploidy in the human preimplantation embryo: a randomized controlled trial. Hum Reprod 2007; 22: 980–988.

33 Santos, M., Kuijk, E., Macklon, N.: The impact of ovarian stimulation for IVF on the developing embryo Reproduction. Reprod 2010; 139, 23–34.

34 Schröder, A., Katalinich, A., Diedrich, A., Ludwig, M.: Cumulative pregnancy rates and drop-out rates in a German IVF programme: 4102 cycles in 2130 patients. Reproductive BioMedicine Online, Vol. 8, Issue 5, 2004, 600–606.

35 www.deutsches-ivf-register.de

36 Jahresbericht 2013 des Deutschen IVF-Registers (DIR).

37 Santos, M. (siehe Anmerkung 33).

38 Pellicer, A., Ruiz, A., Castellvi, R., Calatayud, C., Ruiz, M., Tarin, J., Miro, F., Bonilla-Musoles, F.: Is the retrieval of high numbers of oocytes desirable in patients treated with gonadotropin-releasing hormone analogues (GnRHa) and gonadotropins? Hum Reprod 1989; 4; 536–540. Und: Pellicer, A., Valbuena, D., Cano, F., Remohi, J., Simon, C.: Lower implantation rates in high responders: evidence for an altered

endocrine milieu during the preimplantation period. Fertil Steril 1996; 65: 1190–1195.

39 Haaf, T. (siehe Anmerkung 31); Baart, E. (siehe Anmerkung 32).

40 Vialard, F., Boitrelle, F., Molina-Gomes, D., Selva, J.: Predisposition to aneuploidy in the oocyte. Cytogenet Genome Res 2011; 133: 127–135.

41 Combelles, C. M., Carabatsos, M. J., Kumar, T. R.: Hormonal control of somatic cell oocyte interactions during ovarian follicle development. Molecular Reproduction and Development 2004, 69, 347–355. Hutt, K., Albertini, D.: An oocentric view of folliculogenesis and embryogenesis. Reprod Biomed Online 2007; 14, 758–764.

42 von Wolff, M., Kollmann, Z., Flück, C., Stute, P., Marti, U., Weiss, B., Bersinger, N.: Gonadotropin stimulation for in vitro fertilization significantly alters the hormone milieu in follicular fluid: a comparative study between natural cycle IVF and conventional IVF. Hum Reprod Vol. 0, 1–9, 2014.

43 Martinez-Conejero, J., Simón, C., Pellicer, A., Horcajadas, J.: Is ovarian stimulation detrimental to the endometrium? Reproductive BioMedicine Online 2007; Vol. 15, No. 1, 45–50.

44 Rackow, B. (siehe Anmerkung 24). Evans, J., Hannan, N., Hincks, C., Rombauts, L., Salamonsen, L.: Defective Soil for a Fertile Seed? Altered Endometrial Development Is Detrimental to Pregnancy Success. Plosone 2012.

45 Auch hierzu Evans, J. (siehe Anmerkung 44).

46 Devroey, P., Bourgain, C., Macklon, N. S., Fauser, B. C.: Reproductive biology and IVF: ovarian stimulation and endometrial receptivity. Trends in Endocrinology and Metabolism 2004; Vol. 15, Issue 2, 84–90.

47 Bourgain, C. (siehe Anmerkung 21) Und: Evans, J. (siehe Anmerkung 44).

48 Weitere Informationen unter www.netzwerk-embryonenspende.de.

49 Agarwal, A., Sajal Gupta, Rakesh Sharma: Oxidative stress and its implications in female infertility – a clinician's perspective, rbmonline.com/ Article/1860 on web.

50 Janvier, A., Spelke, B., Barrington, K.: The Epidemic of Multiple Gestations and NICU use: The Cost of Irresponsibility. Journal of Pediatrics 2011; Vol. 159, Issue 3, 409–413.

51 Wølner-Hanssen, P., Rydhstroem, H.: Cost-effectiveness analysis of in-vitro-fertilization: estimated costs per successful pregnancy after transfer of one or two embryos. Hum Reprod 1998; 13, 88–94.

52 Reigstad, M., Larsen, I., Myklebust, T., Robsahm, T., Oldereid, N., Omland, A., Vangen, S., Brinton, L., Storeng, R.: Risk of breast cancer following fertility treatment – A registry based cohort study of parous women in Norway. Int J Cancer 2014; Vol. 136, Issue 5, 1140–1148.

53 Gennari, A., Costa, M., Puntoni, M., Paleari, L., De Censi, A., Sormani, M., Provinciali, N., Bruzzi, P.: Breast cancer incidence after hormonal treatments for infertility: systematic review and meta-analysis of population-based studies. Breast Cancer Research and Treatment 2015; Vol. 150, Issue 2, 405–413.

54 Helmerhorst F., Denise, A. M., Perquin, D., Donker, K.: Perinatal outcome of singletons and twins after assisted conception: a systematic review of controlled studies BMJ. 2004 Jan 31; 328(7434): 261.

55 Davies, M., Moore, V., Willson, K., et al.: Reproductive technologies and the risk of birth defects. N Engl J Med 2012; 366: 1803.

56 Gicquel, C., Gaston, V., Mandelbaum, J., Siffroi, J-P., Flahault, A., Le Bouc, Y.: In vitro fertilization may increase the risk of Beckwith-Wiedemann syndrome related to the abnormal imprinting of the KCN-Q1OT gene. Am J Hum Genet 2003; 72: 1338–1340. Halliday, J., Oke, K., Breheny, S., Algar, E., Amor, D.: Beckwith-Wiedemann syndrome and IVF: a case-control study. Am J Hum Genet 2004, 75: 526–528.

57 Fauser, B., Devroey, P., Diedrich, K., Balaban, B., Bonduelle, M., Delemarre-van de Waal, H., Estella, C., Ezcurra, D., Geraedts, J., Howles, C., Lerner-Geva, L., Serna, J., Wells, D.: Health outcomes of children born after IVF/ICSI: a review of current expert opinion and literature. Reprod BioMed Online 2014; Vol. 28, Issue 2, 162–182.

58 Unter anderem: Scherrer, U., Rimoldi, S., Rexhaj, E., et al.: Systemic and pulmonary vascular dysfunction in children conceived by assisted reproductive technologies. Circulation 2012; 125: 1890–6. Yeung, E., Druschel, C.: Cardiometabolic health of children conceived by assisted reproductive technologies. Fertil Steril 2013; 99: 318–326.e4. Ceelen, M., van Weissenbruch, M. M., Vermeiden, J. P., van Leeuwen, F. E., Delemarre-van de Waal, H. A.: Cardiometabolic differences in children born after in vitro fertilization: follow-up study. J Clin Endocrinol Metab. 2008; 93: 1682–1688. Rexhaj, E., Paoloni-Giacobino, A., Rimoldi, S., et al.: Mice generated by in vitro fertilization exhibit vascular dysfunction and shortened life span. J Clin Invest 2013; 123: 5052–60.

59 Calle, A., Miranda, A., Fernandez-Gonzalez, R., Pericuesta, E., Laguna, R., Gutierrez-Adan, A.: Male mice produced by in vitro culture have reduced fertility and transmit organomegaly and glucose intolerance to their male offspring. Biol Reprod 2012; 87: 34.

60 Rexhaj, E., Paoloni-Giacobino, A., Rimoldi, S., et al.: Mice generated by in vitro fertilization exhibit vascular dysfunction and shortened life span. J Clin Invest 2013; 123: 5052–60. Scherer et al. (wie in Anmerkung 58).

61 Seggers, J., Haadsma, M., La Bastide-Van Gemert, S., Heineman, M., Middelburg, K., Roseboom, T., Schendelaar, P., Van den Heuvel, E.,

Hadders-Algra, M.: Is ovarian hyperstimulation associated with higher blood pressure in 4-year-old IVF offspring? Part I: multivariable regression analysis. Hum Reprod 2013. Part II: an explorative causal inference approach. Hum Reprod 2013; Vol. 29, Issue 3, 510–517.

62 Feuer, S., Camarano, L., Rinaudo, P.: ART and health: clinical outcomes and insights on molecular mechanisms from rodent studies. MHR 2012; Adv acc.

63 Swann, K. (siehe Anmerkung 26).

64 Nakashima, A., Araki, R., Tani, H., Ishihara, O., Kuwahara, A., Irahara, M., Yoshimura, Y., Kuramoto, T., Saito, H., Nakaza, A., Sakumoto, T.: Implications of assisted reproductive technologies on term singleton birth weight: an analysis of 25,777 children in the national assisted reproduction registry of Japan. Fertil Steril 2013; Vol. 99, Issue 2, 450–455. Und: Fauser, B. (siehe Anmerkung 57).

65 Fleming, T., Kwong, W., Porter, R., Ursell, E., Fesenko, I., Wilkins, A., Miller, D., Watkins, A., Eckert, J.: The embryo and its future. Biol Reprod 2004; 71: 1046–1054.

66 Seggers, J. (siehe Anmerkung 61).

67 Kobayashi Sato, A., Otsu, E., Hiura, H., Tomatsu, C., Utsunomiya, T., Sasaki, H., Yaegashi, N., Arima, T.: Aberrant DNA methylation of imprinted loci in sperm from oligospermic patients. Hum. Mol. Genet. (2007) 16 (21): 2542–2551

68 Fauser, B. (siehe Anmerkung 57).

69 Boomsma, C., Kavelaars, A., Eijkemans, M., Bart C., Fauser, J., Heijnen, C., Macklon, N.: Ovarian stimulation for in vitro fertilization alters the intrauterine cytokine, chemokine, and growth factor milieu encountered by the embryo. Fertil Steril, 2010; Vol. 94, Issue 5, 1764–1768. Evans, J. (siehe Anmerkung 44).

70 Crane, J., Ogborn, D., Cupido, C., Melov, S., Hubbard, A., Bourgeois, J., Tarnopolsky, M.: Massage Therapy Attenuates Inflammatory Signaling After Exercise-Induced Muscle Damage. Sci Transl Med 2012; Vol. 4, Issue 119, 119ra13.

71 Kamphuis, E. (siehe Anmerkung 1).

72 Skiadas, C., Terry, K., Pari, M., Geoghegan, A., Lubetsky, L., Levy, S.: Does emotional support during the luteal phase decrease the stress of in vitro fertilization? Fertil Steril 2011; 96(6): 1467–72.

73 Verberg, M., Eijkemans, M., Heijnen, E., Broekmans, F., de Klerk, C., Fauser, B., Macklon, N.: Why do couples drop-out from IVF treatment? A prospective cohort study. Hum Reprod 2008; 23, 2050–2055.

74 Olivius, C., Friden, B., Borg, G., Bergh, C.: Why do couples discontinue in vitro fertilization treatment? A cohort study. Fertil Steril 2004; 81, 258–61.

75 Dantzer, R., O'Connor, J., Freund, G., Johnson, R., Kelley, K.: From inflammation to sickness and depression: when the immune system subjugates the brain. Nature Reviews Neuroscience 9, 2008, 54–56.

76 von Wolff, M. (siehe Anmerkung 42).

77 Hansen, E.: Negativsuggestionen in der Medizin. Zeitschrift für Hypnose und Hypnotherapie 2011; 6; 65–81.

78 Bodri, D., Kawachiya, S., De Brucker, M., Tournaye, H., Kondo, M., Kato, R., Matsumoto, T.: Cumulative success rates following mild IVF in unselected infertile patients: a 3-year, single-centre cohort study. Reprod BioMed Online 2014, Vol. 28, Issue 5, 572–581.

79 Grady, R., Alavi, N., Vale, R., Khandwala, M., McDonald, S.: Elective single embryo transfer and perinatal outcomes: a systematic review and meta-analysis Fertility and Sterility. Vol. 97, Issue 2, February 2012, 324–331.

80 Bodri, D. (siehe Anmerkung 78).

81 Unter anderem: Kim, J., Lee, J., Chang, H., Jee, B., Suh, C., Kim, S.: Anti-Müllerian Hormone Levels in the Follicular Fluid of the Preovulatory Follicle: A Predictor for Oocyte Fertilization and Quality of Embryo. J Korean Med Sci 2014; 29(9), 1266–1270.

82 von Wolff, M. (siehe Anmerkung 42).

83 Evans, J. (siehe Anmerkung 44).

84 Petrussa, L., Van de Velde, H., De Rycke, M.: Dynamic regulation of DNA methyltransferases in human oocytes and preimplantation embryos after assisted reproductive technologies. Molecular Hum Reprod 2014; Vol. 20, No. 9, 861–874.

85 Ertzeid, G., and Storeng, R.: Adverse effects of gonadotropin treatment on pre- and postimplantation development in mice. J Reprod Fertil 1992; 96, 649–655. Van de Auwara, I., D'Hooghe, T.: Superovulation of female mice delays embryonic and fetal development. Hum Reprod 2001; 16 (6): 1237–1243.

86 Jackson, L., Schisterman, E., Browne, R., Armstrong, D.: Oxidative stress and female fecundity. Society of Pediatric and Perinatal Reproductive Epidemiologic Research. 2005 Abstract 106.

87 Pelinck, M., Vogel, N., Arts, E., Simons, A.: Cumulative pregnancy rates after a maximum of nine cycles of modified natural cycle IVF and analysis of patient drop-out: a cohort study. Hum Reprod 2007; Vol. 22, Issue 9, 2463–2470.

88 Seggers, J. (siehe Anmerkung 61).

89 Allersma, T. C., Farquhar Cantineau, A. E. P.: Natural cycle in vitro fertilization (IVF) for subfertile couples (Review) 2013 www.cochrane.org/CD-010550/MENSTR_natural-cycle-in-vitro-fertilisation-for-subfertile-couples.

90 von Wolff, M. (siehe Anmerkung 42).
91 Nargund, G., Waterstone, J., Bland, J., Philips, Z., Parsons, J., Campbell, S.: Cumulative conception and live birth rates in natural (unstimulated) IVF cycles. Hum Reprod 2001; Vol. 16, Issue 2, 259–262.
92 Bodri, D. (siehe Anmerkung 78).
93 Ried, K.: Chinese herbal medicine for female infertility: An updated meta-analysis. Complement Therapies Med 2015; Vol. 23, Issue 1, 116–128.
94 Cheong, Y., Boomsma, C., Heijnen, C., Macklon, N.: Uterine secretomics: a window on the maternal-embryo interface. Fertil Steril, Vol. 99, Issue 4, 15 March 2013, 1093–1099.
95 Patrizio, P. (siehe Anmerkung 30).
96 Martinez-Conejero, J. (siehe Anmerkung 43). Ingerslev, H., Højgaard, A., Hindkjær, J., Kesmodel, U.: A randomized study comparing IVF in the unstimulated cycle with IVF following clomiphene citrate. Hum Reprod 2001 Vol. 16, Issue 4, 696–702.
97 Morgia, F., Sbracia, M., Schimberni, M., Giallonardo, A., Piscitelli, C., Giannini, P., Aragona, C.: A controlled trial of natural cycle versus microdose gonadotropin-releasing hormone analog flare cycles in poor responders undergoing in vitro fertilization. Fertil Steril 2005; Vol. 81, Issue 6, 1542–1547.
98 Polyzos, N. P., Blockeel, C., Verpoest, W., et al.: Life birth rates following natural cycle IVF in woman with poor ovarian response acorrding tot he Bolognia criteria. Hum Reprod, 2012/27, 3481–6.
99 Kedem, A., Tsur, A., Haas, J., et al.: Is the modified natural in vitro fertilization cycle justified in patients with »genuine« poor response to controlled ovarian hyperstimulation? Fertility and Sterility, 2014, Vol. 101, Issue 6, 1624–1628.
100 Garceau, L., Henderson, J., Davis, L., Petrou, S., Henderson, L., McVeigh, E., Barlow, D., Davidson, L.: Economic implications of assisted reproductive techniques: a systematic review. Hum Reprod 2002; Vol. 17, No. 12, 3090–3109.
101 Bodri, D. (siehe Anmerkung 78).
102 Informationen über die Kostenerstattung der verschiedenen Krankenkassen für IVF finden Sie auf www.test.de/Kuenstliche-Befruchtung-Diese-Kassen-uebernehmen-die-Kosten-komplett-4680204-0/
103 Cetin, I., Berti, C., Calabrese, S.: Role of micronutrients in the periconception period. Human Reprod Update 2010; 16: 80–95.
104 Homan, G., Davies, M., Norman, R.: The impact of lifestyle factors on reproductive performance in the general population and those undergoing infertility treatment: a review. Hum Reprod Update 2007; 13: 209–23.

105 Showell, M., Brown, J., Clarke, J., Hart, R.: Antioxidants for female sub-fertility. Cochrane Database Syst Rev 2013; 5; 8.

106 Hammiche, F., Vujkovic, M., Wijburg, W., de Vries, J. H., Macklon, N. S., Laven, J. S., and Steegers-Theunissen, R. P.: Increased preconception omega-3 polyunsaturated fatty acid intake improves embryo morphology. Fertil Steril. 2011, 95, 1820–1823.

107 Shauma, K., Polotsky, A.: Nutrition And Reproduction: Is There Evidence To Support A »Fertility Diet« To Improve Mitochondrial Function? Maturitas 2013; 74(4): 309–312.

108 Papaleo, E., Unfer, V., Baillargeon, J., De Santis, L., Fusi, F., Brigante, C., Marelli, G., Cino, I., Redaelli, A., Ferrari, A.: Myo-inositol in patients with polycystic ovary syndrome: A novel method for ovulation induction. Gynecol Endocrinol 2007; Vol. 23, No. 12, 700–703.

109 May-Panloup, P., Chrétien, M., Jacques, C., Vasseur, C., Malthièry, Y., and Reynier, P.: Low oocyte mitochondrial DNA content in ovarian insufficiency. Hum Reprod 2005; Vol. 20, No.3, 593–597. Bentov, Y., Esfandiari, N., Burstein, E., Casper, R.: The use of mitochondrial nutrients to improve the outcome of infertility treatment in older patients. Fertil Steril 2010; Vol. 93, No.1, 272–275.

110 Nasr, A.: Effect of N-acetyl-cysteine after ovarian drilling in clomiphene citrate-resistant PCOS women: a pilot study. Reprod BioMed Online 2010; 20, 403–409.

111 Singh A., Sinha, B.: Asparagus racemosus and its phytoconstituents; an updated review. Asian Journal of Biochemical and Pharmaceutical Research Issue 4 (Vol. 4) 2014.

112 Geraghty, A., Muroy, S., Zhao, S., Bentley, G., Kriegsfeld, L., Kaufer, D.: Knockdown of hy-pothalamichypothalamic RFRP3 prevents chronic stress-induced infertility and embryo resorption. eLife 2015; 4.

113 Marquard/Westphal/Milki/Lathi: Etiology of recurrent pregnancy loss in women over the age of 35 years. Fertil Steril 2010, 94: 1474–1477.

114 Siehe zum Beispiel unter: www.aquaquinta.com.

115 Friedler, S., Glasser, S., Azani, L., Freedman, L., Raziel, A., Strassburger, D., Ron-El, R., Lerner-Geva, L.: The effect of medical clowning on pregnancy rates after in vitro fertilization and embryo transfer. Fertil Steril 2011; Vol. 95, Issue 6, 2127–2130.

116 Ried, K.: Chinese herbal medicine for female infertility. An updated meta-analysis. Complement Therapies Med 2015; Vol. 23, Issue 1, 116–128.

117 Misbahuddin, M., Islam, A., Khandker, S., Al-Mahmud, I., Islam, N., Anjumanara: Efficacy of spirulina extract plus zinc in patients of chronic arsenic poisoning: a randomized placebo-controlled study. Clinical Toxicology 2006, Vol. 44, No. 2, 135–141.

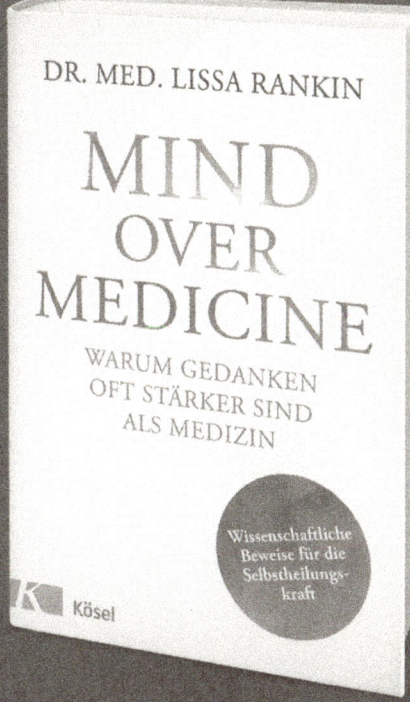
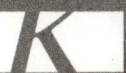